これからの倫理と看護

手島 恵

日本看護協会出版会

善はすなわち美である。

西田幾多郎

目次

第1章 いのちの対話

第2章 看護実践と倫理

第3章 看護管理と倫理

第4章 認知容易性と倫理

第5章 SDGsと地球倫理

いのちの対話

1　現代社会における死の様相

　1990年代に米国のミネソタ大学大学院で看護倫理を学んでいたとき、次のような議論がありました。その地域で使える医療費1億ドルを、そこに住む75歳以上の人の心疾患治療に使う、それとも極小未熟児の発達支援に使う、どちらが正しいのか、あなたはどちらを選ぶのか、という問いが矢継ぎ早に出されたのです。

　このような議論による学習を積み重ねた経験がなかった私は、「高齢者にも小児にも、医療費を分配するのが正しい」と答えたところ、「現実を考えて意見を述べるように」と言われました。高齢者はこれまで税金を納めてきたのだから、その1億ドルを使う権利があるという意見。あるいは、小児は成長すれば生産人口となり活躍の可能性があるので、小児にお金を使うべきだという意見。自分自身の価値観を背景に、Aが正しいのかBが正しいのかというように、対立の視点で院生同士が議論をしました。

　看護倫理の授業は、毎回このスタイルで困難を極めました。1人ひとりの命はかけがえのないものという価値観を自分がもっていることに十分気づいておらず、そのことを主張するだけの力がなかった私には、最もつらい授業科目

でした。その私が、この本を書くに至ったのは、何かの巡り合わせによるものでしょう。とにかく、ミネソタ大学での看護倫理の授業は、現実を見すえて、物事を多角的に考え、自分の意見を述べるという学習の繰り返しでした。

後述しますが、倫理についての考え方や教え方も、この20年で大きく変わりました。どちらが正しいかではなく、どちらも何を主張しているのか、患者、人々の価値観を考えると、どのように折り合いがつけられるのかを中心に考えていくように変化しています[1]。

米国に留学した頃、日本では、わずか13％の医師しか患者に病状の説明をしておらず[2]、まだ日本の人口問題、少子高齢化についての議論はされていませんでした。当初は1年間の研究留学の予定が、合計5年もミネソタ大学に留まることになったのは、看護倫理の講義で課題になったサリー・ガドウの論文を読んだことが影響しています。

サリー・ガドウは看護哲学者で、実存的アドボカシーを看護の本質とし、患者の健康、病気、苦悩、死にゆくことの経験に患者が独自の意味を見出すことに寄り添うことだと述べています[3]。

アドボカシーの反対の概念が、パターナリズム（paternalism：父権主義）です。pater、すなわち父権の力を行使する意味ですが、看護師も患者の意向を聞かず、あるいは自己決定権を阻害して何かするということは、パターナリズムなのだという考えに至り衝撃を受けました。

　5年間のミネソタ大学留学中、興味深く学んだ授業科目の1つに、「現代社会における死の様相（Death and dying in modern society）」があります。

　この科目は、公衆衛生学部で開講されており、医療職のみならず、小学校の教師など、さまざまな人が選択していました。ミネソタ大学には、Death Education（死への準備教育）で有名な社会学者のロバート・フルトンがつくった死への準備教育と研究センター（Center for Education and Research）があります。1970年代には全米で「セックスと死」がタブー視されていましたが、先駆的にアカデミズムの中で死を取り上げた大学です。看護学研究科では当時、がん看護や老人看護の専門看護師になる人たちの必修科目にもなっていました。その授業で学んだことを2つ取り上げます。

　米国の教育の特徴ともいえますが、概念的なことを教えるというよりも、むしろ自分で考えたり学んだりする機会が工夫されていました。特に印象に残っているのが、第1回の授業の課題で自分の蓋棺録、新聞の死亡記事を書くというものでした。

　冬学期の1月2日の授業でした。自分の死亡記事を想像して書くことに直面し、日本人の私は年の初めに自分の死を考えることの「縁起の悪さ」におののいたことを覚えています。何歳で、どこの場所で、どのような状況で亡くなるのか。病気なのか、事故なのか。そして、そのように書

いたのはなぜか、死についての自分の価値観を考察するという意図の課題でした。

　このように記事を書いても、自分の死はコントロールできるものではないですが、日頃意識していない自分の死について、意識にのぼらせ、正面から考えてみるという機会でした。

　もう1つ興味深かったのは、現代社会の死の様相がどのように変化したのか、多角的に検討したことです。医科学の進歩により、病気にかかったり、事故にあってから、亡くなるまでの時間経過が変わってきました。かつては、病気と診断されて治療を行う際、選択肢が限定されているために、数日、あるいは数週間で人が亡くなっていました。

　しかし現代では、例えばがんは、化学療法や放射線療法、遺伝子治療等、日進月歩で治療方法が開発されています。それらを組み合わせることにより、多くのがんでは5年生存率が向上しており、再発や転移を繰り返して、最終的に死を迎える時代になりました。

　大腸がんや乳がんの生存率は、確実に上昇してきています。生存率が低かった時代に比べ、長期にわたり病気と向き合いながら生きていく時代には、その経過を本人のみならず家族も含めて支えていく必要があります。さらに患者が亡くなった後、第2の患者ともいわれる家族の悲嘆に寄り添うことも、家族が健康的な生活を続けていくためには重要です。このように、看護師が長期にわたり、患者・家

族を心身ともに支える役割を看護師が担うようになってきています。

　死亡率（人口10万対）を比較してみると、1899（明治32）年に最も高かった死因は、肺炎および気管支炎、次いで脳血管疾患であり、老衰は127.2です。2010年には老衰の死亡率は35.9ですが、2004年の19.1と比べると上昇しています[4]。平成27（2015）年版高齢社会白書によれば、65歳以上の死因別死亡率のうち老衰の推移は、2007年から上昇がみられます[5]。

　これは、高齢化率の上昇の影響というより、次に説明する「終末期医療の決定プロセスに関するガイドライン」や、日本呼吸器学会が示した「成人肺炎診療ガイドライン2017」の影響が考えられます。これらガイドラインでは、個人の意思やQOLを重視した治療・ケアを行うこととし、患者背景を考慮したうえで、積極的な治療を行わないことを初めて推奨しました。[6] [7]

　2006年に生じた人工呼吸器取り外し事件を契機として、2007年5月に厚生労働省から「終末期医療の決定プロセスに関するガイドライン」が示されました。

　この中に「終末期医療及びケアの在り方」として、「医師等の医療従事者から適切な情報の提供と説明がなされ、それに基づいて患者が医療従事者と話し合いを行い、患者本人による決定を基本としたうえで、終末期医療を進めることが最も重要な原則」[8]と記され、患者を中心とした最

善の決定を行うことが明記されました。

　そして、2015年3月には、「人生の最終段階における医療の決定プロセスに関するガイドライン」[9]と名称が変わりました。これは、最期まで尊厳を尊重した人間の生き方に着目することによる変更です[10]。

　さらに2018年の改訂では、高齢多死社会や地域包括ケアシステムの進展により、看取りの場が病院から地域、家に変化していることから、患者の意思決定を支える医療・ケアチームに介護従事者が含まれることを明確にしました。そして、名称も「人生の最終段階における医療・ケアの決定プロセスに関するガイドライン」となりました。

　日本においてもアドバンス・ケア・プランニング（ACP：Advance Care Planning）の研究が進み、どのような人生を望むかについて話し合う機会や「人生会議」など、事前に「もしものとき」、自分の最期について話し合う機会をもつことの重要性が示されました。また、今後の単身世帯の増加をふまえ、本人の意思を推定する者は、家族等、すなわち親しい友人などにも拡大されました[11]。

2　これからの看護職が担う責務

　看護師の行動指針であり、実践を振り返る際の基盤となる「看護職の倫理綱領」[注] について、看護師の責任の視点から考えてみたいと思います。

　国際看護師協会（International Council of Nurses：ICN）の「ICN看護師の倫理綱領（2012年版）」には、看護師には4つの基本的責任として、「健康を増進し、疾病を予防し、健康を回復し、苦痛を緩和すること」であると記されています[12]。

　日本看護協会が1988年に「看護師の倫理規定」を作成・公表した際は、国際看護師協会の倫理綱領と同じく4つの基本的責任を挙げていました[13]。しかし、2003年に「看護者の倫理綱領」（以下、倫理綱領）として改訂・改題する際、現在の高齢社会を見越して、次の下線の表現を加えています。

　「看護は、あらゆる年代の個人、家族、集団、地域社会を対象とし、健康の保持増進、疾病の予防、健康の回復、苦痛の緩和を行い、<u>生涯を通してその最期まで、その人らしく生を全うできるように援助を行う</u>ことを目的としている。」[14]。さらに、2021年の改訂では「生」という表現を

「人がこの世に生きている期間」の意味をもつ「人生」に変更し、また「援助」という表現を、その人のもっている力を支えるという意味で「支援」に変更しました[15]。

　倫理綱領の前文は、その内容の前提になる考え方を示していますので、ぜひ読んでください。大切なのは「その人らしく人生を全うできるよう<u>その人のもつ力に働きかけながら支援をする</u>」（下線筆者）というところです。2021年度の改訂で下線部分が加わりました。医師、看護師、介護士などが主導するのではなく、あくまでも、「その人」の力を支えるということです[16]。時々、「医師が治療の中止を決めたら、看護師は何をしたらよいのかわからない」という人に出会うことがありますが、そこからが看護の技の見せどころではないでしょうか。治療の中止はあったとしても、ケアの中止はあり得ません。

　このような質問を受けたことがありました。「患者さんが80歳のお誕生日をきっかけに透析を止めたいと、家族とも相談して主治医に伝えたところ、患者さんがそこまで思っているのだったら、透析を中止することになりました。看護師の中には、『透析を中止したら死んでしまうじゃないですか。そんなことは認められない』『透析を止めたらすることがない』などの声が上がりました。本当に

注）2021年に「看護者の倫理綱領」から「看護職の倫理綱領」へと改訂された。

これでよかったのでしょうか」と。

　「透析を止めたらすることがない」。本当にそうなのでしょうか。なぜ患者さんがこのような決断をするに至ったのかを十分理解して、患者さんにかかわるとともに、透析中止によって生じる苦痛を伴う症状が、少しでも緩和されるようなケアを提供することも、看護の重要な役割と考えます。

3 人を中心にした
包括的ヘルスケアサービス

　世界保健機関（World Health Organization：WHO）は、2015年に、人を中心にした包括的ヘルスケアサービス（Integrated People-Centred Health Services：IPCHS）についての国際戦略を示しています。

　人々が中心になり、統合された医療サービスは、医療サービスの資金、管理、提供の方法に根本的なパラダイムシフトを求めています。長寿となり、長期にわたる慢性状態と長年にわたる複数の複雑な介入を必要とする予防可能な病気に対する負担が増大し続けており、世界中の医療システムが直面している課題に対応するために緊急性が高くなっています。

　かつてエボラウイルスの爆発的感染拡大で明らかになったように、包括的サービスを通じて緊急的健康危機状況への準備と対応をすることが重要であると明示しています[17]。

　2020年は、1月からCOVID-19の感染拡大が世界的に広まり、世界の誰もが予期できなかった緊急的健康危機状況に陥りました。WHOが示したICPHSの重要性を改めて実感しています。ICPHSに示されている戦略は、①人をエンパワーしてかかわる、②ガバナンスと責任の強化、③ケ

アモデルの再構築、④サービスのコーディネート、⑤創造可能な環境をつくる、の5つで構成されています。

IPCHSは、人・家族・地域の視点を意識的に用いています。病気というより、健康上のニーズから考え、意思決定や自身のケアへの参加には、教育と支援が必要です。ここでの「エンパワー」は、人やコミュニティが自身の健康上のニーズの成り行きを、自らコントロールできるように支援する意味で用いられています。

このWHOの国際的戦略と連動するように、日本では「保健医療2035提言書」が2015年に示されました[18]。2035年に向け、介護などの関連サービスはもとより、住まい、地域づくり、働き方と調和しながら機能する社会システムとするために、表1のようなパラダイムの転換、すなわち根底の価値規範、原理、思想の転換を求めています。

2035年に向け、リーン・ヘルスケア（保健医療の価値を高める）、ライフデザイン（主体的選択を社会で支える）、グローバル・ヘルスリーダー（日本が世界の保健医療を牽引する）という3つのビジョンを掲げています。特にライフデザインでは、自ら健康の維持・増進に主体的に関与し、デザインしていくと同時に、必要なサービスを的確な助言のもとに受けられるしくみの確立が必要であるとしています[18]。

2015年に日本看護協会は、超高齢多死社会を迎え、その後も高齢化が進展すると推計されている2025年を見す

[表1] 2035年に向けて　パラダイムの転換

「保健医療2035」策定懇談会：保健医療2035提言書．厚生労働省，2015,p.10.
の内容を参考にして筆者作成　（https://www.mhlw.go.jp/file/04-
Houdouhappyou-12601000-Seisakutoukatsukan-Sanjikanshitsu_
Shakaihoshoutantou/0000088647.pdf)

これまでの時代	今・これからの時代
量の拡大	**質の改善**
均質のサービスが全国各地のあらゆる人々にいきわたることを目指す	必要な保健医療は確保しつつ効率の向上を絶え間なく目指す
インプット中心	**患者にとっての価値中心**
構造設備・人員配置や保健医療の投入量による管理や評価を行う	医療資源の効率的活用やそれによってもたらされたアウトカムなどによる管理や評価を行う
行政による規制	**当事者による規律**
中央集権的な様々な規制や業界の慣習の枠内で行動し、その秩序維持を図る	患者、医療従事者、保険者、住民など保健医療の当事者による自律的で主体的なルールづくりを優先
キュア中心	**ケア中心**
疾病の治癒と生命維持を主目的とする「キュア中心」	慢性疾患や一定の支障を抱えても生活の質を維持・向上させ、身体的のみならず精神的・社会的な意味を含めた健康を保つことを目指す「ケア中心」
発散	**統合**
サービスや知見、制度の細分化・専門化を進め、利用者の個別課題へ対応する	関係するサービスや専門職・制度間での価値やビジョンを共有した相互連携を重視し、多様化・複雑化する課題への切れ目のない対応をする

え、「看護の将来ビジョン」を公表しました。その中で、「看護は、その変わらない価値を踏まえ、医療の提供と『生活の質』の向上の両機能について、質的にも量的にも拡大していくことに挑戦する」ことを表明しています[19]。

さらに、日本看護協会が2016年に示した「看護師のクリニカルラダー（日本看護協会版）」（以下、JNAラダー）は、意思決定を支える力、ニーズをとらえる力、協働する力、ケアする力の4つの看護実践能力から構成されています（**図1**）。

病院のみならず、長期療養型施設や地域での活用も視座に入れて開発されています[20]。JNAラダーで示された「意

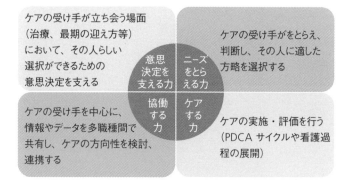

看護実践能力の核として必要な4つの力

4つの力は密接に関連し、どの場においても発揮される

ケアの受け手が立ち会う場面（治療、最期の迎え方等）において、その人らしい選択ができるための意思決定を支える

ケアの受け手をとらえ、判断し、その人に適した方略を選択する

ケアの受け手を中心に、情報やデータを多職種間で共有し、ケアの方向性を検討、連携する

ケアの実施・評価を行う（PDCAサイクルや看護過程の展開）

意思決定を支える力　ニーズをとらえる力　協働する力　ケアする力

［図1］看護実践能力の核として必要な4つの力

日本看護協会：看護師のクリニカルラダー（日本看護協会版）：「活用のための手引　1. 開発の経緯」，2016，p.9.より転載
(https://www.nurse.or.jp/nursing/education/jissen/pdf/tebiki.pdf)

思決定を支える力」という看護実践能力は、これまで述べてきたIPCHSにおけるエンパワーメントであり、「保健医療2035提言書」に示されているライフデザインの支援に位置づけられます。

4　患者からパートナーへ

　私が看護師になってからの40年間を、患者との関係で概観してみますと、**図2**のように、耐える人（ペーシェント：patient）から、最高レベルの健康の実現という共通の目的に向けて医療者と協働するパートナーへの変遷がありました。看護師の役割が、病をもちながら暮らす患者と伴走したり、生きる意味を見出すことができるように支えたりするパートナーとしての役割にシフトしてきたのです。

　ペーシェントという英語は、もともと「苦しむ（pati）」というラテン語から派生したものです。この時代は、今のようなIT環境もないため、情報は医師をはじめとする専門職がもっているのみで、それにより生じた権威勾配のため、患者との関係は決して水平ではありませんでした。

　その後、患者権利の視点から、苦しんだり我慢したりする存在の患者ではなく、クライエント（client）という、顧客を表す表現が用いられるようになりました。クライエントとは「忠告を聞く人」というラテン語を語源としており、「専門家に助言を求める依頼人」という意味で使われます。また、「医療サービスの消費者」という意味ももっ

ています[21]。

　平成7（1995）年版厚生白書から「サービス」という言葉が医療に用いられるようになり、「患者様」という言葉が物議をかもした時期でもありました。そして、1997年の医療法改正により医療者が行うべき努力義務として、インフォームド・コンセントが明記されました。

　サービスの特徴の1つに、顧客との共同生産があります。効果を上げるには、顧客の積極的な参加が大切です。インフォームド・コンセントはそのための手段であり、ケア計

関係	PATIENT　耐える人　患者	CLIENT　顧客　患者様	PARTNER　パートナー
	●専門職 　　　　　　　○患者	●専門職　　　○患者様	●専門職　　　○パートナー
治療の選択	限定的　選択肢は限られている	医科学の進歩により治療の選択肢増加	治ることだけでなく、自分らしさの尊重
情報と意思決定	限定的　専門職のみが情報を得る機会をもつ。そのため、「おまかせします」という表現に象徴されるような、治療の選択を医療者がおこなっていた	IT化の進展により、情報入手の範囲が拡大。治療の選択肢が増加し、その中で患者が主体となって意思決定できるよう支援する必要性が生じた	ITの普及により、自分で情報を得て選択。シェアド・ディシジョンモデル（協働的意思決定）患者と医療者が話し合いを重ね、協働で意思決定をおこなう
その他動向	1978年　アルマアタ宣言 　　プライマリー・ヘルスケア 1990年代　WHO 　　プライマリー・ヘルスの担い手として看護教育の強化 1994年　専門看護師制度 　　（日本看護協会） 1995年　認定看護師制度 　　（日本看護協会）	1997年　厚生省　省令 　　GCI治験説明 　　インフォームド・コンセント 2000年代　WHO 　　People Centered 　　Care	2015年　WHO 　　Integrated People 　　Centred Health 　　Services 　　患者を中心とした包括的ヘルスサービス 2018年　アスタナ宣言

［図2］ 患者（耐える人）からパートナーへの変遷

画の立案に患者が参加することは、サービスの特性から見ると必然であると井部は指摘しています[22]。

　ITの急速な普及により、患者が自ら情報を検索し、選択肢を理解したうえでサービスを選ぶことも当たり前のことになりつつあります。このことも、医療者と患者の関係を水平に変えていった要因の1つです。

　WHOは2005年からピープル・センタード・ケアを提唱していますが、看護界では1960年にアブデラが『患者中心の看護』[23]を著しています。同書の中で、患者・家族・地域とケアの対象を理解し、価値観を尊重することの重要性が説かれており、日本の看護基礎教育の中にさまざまな形で盛り込まれています。

5 対話

　私はなぜ、いのちの対話が重要だと考えたのか。家族の話になりますが、母が間質性肺炎のため呼吸不全になり亡くなった体験からくるものです。

　容体が急変した際、主治医から「お母様が『楽にしてください』とおっしゃったので、挿管して人工呼吸器をつけました」と電話の向こうで言われたときに、「母の『楽にしてください』は、呼吸を楽にという意味ではないと思いますよ」と伝えました。それから2カ月余り、人工呼吸器をつけた濃厚な医療を受け、最終的に母は亡くなりました。その間、主治医、看護師の皆さんには、本当に力を尽くしていただき、今でも感謝しています。

　しかし、人工呼吸器をつけてから1カ月ほどして、小康状態になり、母の耳元で「よかったね、ここの病院で。みんな、よくしてくれて」と話しかけると、母は残っていたすべての力を振り絞るように、頭を動かし、それは彼女の望んでいたことではないことを表現しました。そのとき、医療を受けた母も、お正月を挟んで一生懸命頑張った医療従事者も、誰も報われていないのではないかと思ったのです。

　患者や家族は、何げないそぶりや言葉で、母のようなサインを出していると思います。酸素飽和度が下がってからでは、「楽にしてというのはどういうことですか？」と確認することは困難です。しかし、患者の意図を確認しないで事を進めると、母のような状況に陥る恐れが大きくなります。急変の可能性がある患者の場合は特に、何か起こった場合はどのようにするのか、患者の意思が確認できる場合には確認する。この基本的なことは、とても重要です。

　米国では討議についても学びましたが、対話の重要性についても学びました。

　ニューマンは「人間志向の健康パラダイムは、人間の意味と生命の質（QOL）を最も重視するものであり、実践様式として協力と相互関係を必要とする。（中略）クライエントおよび他のヘルスケア専門家と互いにパートナーとなれるような非階層的関係が求められる」と述べるとともに、対話（dialog）の語源は、円滑につながるという意味であり、討議（discussion）は衝突（percussion）と同じ語源から派生しており、考えを受け入れるというより、一種の論じ合いであると指摘しています[24]。

　対話とは、自分の価値観を一方的に押しつけるのではなく、対話の中で自らの価値観が変わってくる可能性を開いておくことを潔しとすること、あるいはさらにその変化を喜びとさえ感じることが基本的態度といわれています[25]。

　日本語には「折り合いをつける」という表現があります。

人工呼吸器をつけるのか、つけないのかという対立した板挟みの考え方より、むしろ患者を中心に考えて、双方で納得がいく点を見出していくことが大切だと考えます。

　平田は、「21世紀のコミュニケーション（伝達）は、伝わらないということから始まる。（略）理解し合える部分を少しずつ増やし、広げて、ひとつの社会の中で生きなければならない」と述べています[26]。

　よくいただく質問の中で、「予後告知をされていない患者について、どのように対応したらよいのか」というものがあります。「伝える」の前に、聴くこと。患者が大切にしていることは何か、限られた時間の中で何を一番したいのか。それを引き出し、できるだけ叶えられるように支える。それが、身近で寄り添う看護師のできる大切なことではないでしょうか。

第1章は、2015年の第27回日本生命倫理学会年次大会における大会長講演を基に著述した。

引用文献
1）手島恵：循環器看護における患者-看護師関係と倫理，日本循環器看護学会誌，2019, 15(1), p.4-5.
2）N. Tanida：Japanese attitudes towards truth disclosure in cancer, Scandinavian Journal of Social Medicine, 22(1), 1994, p.50-57.
3）S. Gadow：Existential advocacy: Philosophical foundation of nursing〈Stuart, F. Spicker, S. Gadow, ed.：Nursing, images and ideals：Opening dialogue with the humanities, Springer Publishing Co., 1980, p.79-101〉.
4）厚生労働省：平成22年人口動態統計月報年計（概数）の概況. 2011.〈https://www.mhlw.go.jp/toukei/saikin/hw/jinkou/geppo/nengai10/kekka03.

html）

5）内閣府：平成27年版高齢化白書, 2015.（https://www8.cao.go.jp/kourei/whitepaper/w-2015/zenbun/27pdf_index.html）

6）日本呼吸器学会成人肺炎診療ガイドライン2017作成委員会編：成人肺炎診療ガイドライン2017，日本呼吸器学会，2017.

7）小板橋律子：三大死因に初めて「老衰」死亡診断書の書き方変化？，日本経済新聞電子版．2019年6月11日．（https://www.nikkei.com/article/DGXMZO45934830R10C19A6000000/）

8）厚生労働省：終末期医療の決定プロセスに関するガイドライン，2007.（http://www.mhlw.go.jp/shingi/2007/05/dl/s0521-11a.pdf）

9）厚生労働省：人生の最終段階における医療の決定プロセスに関するガイドライン, 2015.（http://www.mhlw.go.jp/file/06-Seisakujouhou-10800000-Iseikyoku/0000078981.pdf）

10）日本看護協会：倫理的課題の概要.（https://www.nurse.or.jp/nursing/practice/rinri/text/basic/problem/jinsei.html）

11）厚生労働省：人生の最終段階における医療・ケアの決定プロセスに関するガイドライン 解説編, 2018.（https://www.mhlw.go.jp/file/04-Houdouhappyou-10802000-Iseikyoku-Shidouka/0000197702.pdf）

12）日本看護協会訳：ICN看護師の倫理綱領（2012年版）, 2012.（https://www.nurse.or.jp/home/publication/pdf/rinri/icncodejapanese.pdf）

13）日本看護協会編：日本看護協会看護業務基準集, 日本看護協会出版会, 2002, p.166.

14）日本看護協会編：日本看護協会看護業務基準集 2003年, 日本看護協会出版会, 2003, p.236.

15）日本看護協会：看護職の倫理綱領.（https://www.nurse.or.jp/home/publication/pdf/rinri/code_of_ethics.pdf）

16）手島恵, 長谷川美幸子, 平原優美, 堀内成子：座談会「看護職の倫理綱領」の活用　臨床・地域・教育等さまざまな場における活用の実際について, 看護, 2021, 73(9), p.62-67.

17）WHO：WHO global strategy on people-centred and integrated health services, interim report, 2015.（http://apps.who.int/iris/bitstream/10665/155002/1/WHO_HIS_SDS_2015.6_eng.pdf?ua=1&ua=1）

18）「保健医療2035」策定懇談会：保健医療2035提言書, 厚生労働省, 2015.（https://www.mhlw.go.jp/file/04-Houdouhappyou-12601000-Seisakutoukatsukan-Sanjikanshitsu_Shakaihoshoutantou/0000088647.pdf）

19）日本看護協会：2025年に向けた看護の挑戦 看護の将来ビジョン いのち・暮らし・尊厳をまもり支える看護, 2015.（https://www.nurse.or.jp/home/about/vision/pdf/vision-4C.pdf）

20）日本看護協会：看護師のクリニカルラダー（日本看護協会版）, 2016.（https://www.nurse.or.jp/home/publication/pdf/fukyukeihatsu/ladder.pdf）

21）B. T. スリングズビー：視点 Patient or client?，週刊医学界新聞，2004年11月8日，第2608号.

22）井部俊子：遅れてやってきた「サービスとしての医療」，Keio SFC journal, 2007, 6(1), p.66-73.

23）Abdelaha, FG：Patient Centered Approach to Nursing, Macmillan, 1960. フェイ・G. アブデラ等著，千野静香訳：患者中心の看護，医学書院，1963.

24）マーガレット・ニューマン著，手島恵訳：看護論-拡張する意識としての健康，医学書院，1995, p.109-115.

25）平田オリザ：対話のレッスン，小学館，2001, p.210-215.

26）前掲25), p.216-221.

対話する力

新卒看護職員の離職率、12人に1人が1年以内に離職しているという調査結果が大きく報道された。このことは、看護基礎教育、受け入れ側の環境整備などに大きな波紋を投げかけている。

新人看護師だったころの出来事として、若い人が次のような話をしてくれた。彼女は、ある日、髪の毛をクルクル巻きにして（特に額のあたりの髪を）出勤したところ、そのヘアスタイルでは勤務させることができないと看護部長室に連れて行かれ、2時間以上にわたって叱られたという。

頑としてヘアスタイルを直すことに抵抗したものの、自分が勤務できないと、ほかの人が大変だと思い、彼女は午後から不服ながらもクルクルした髪をピンで留めて勤務についたらしい。臨場感あふれる報告に、聞いていた私は笑い転げてしまった。そして、口をついて出た言葉は「そんな思いをして、よく看護師を辞めなかったね」だった。

看護師として勤務するにはふさわしくないと怒るばかりで、なぜ彼女が髪の毛をクルクル巻きにしてきたかを誰も聞いてくれなかったらしい。

よく聞いてみると、彼女には彼女なりの言い分があった。体調を崩していて、前日にある患者さんから、「元気がなさそうだね」と言われたので、患者さんに心配されるようではいけないと、思いっきり元気そうにみせる方法として髪の毛をクルクルにカールすることを思いついたのだそうだ。

劇作家の平田オリザさんが「対話のレッスン」[1]という本の中で、ユニークな発想や柔軟な思考ができる人間は、たいていの場合、対話的な要素をもった家庭環境や教育環境にいた経験があると述べている。親や教師、そしてこの話の場合は、管理者であろうが、価値観を一方的に押

しつけるのではなく、自己の価値観を示したうえでの対話が必要だ。

　相手になぜクルクル巻きで出勤したのかを尋ねるとともに、そのヘアスタイルで仕事をすることはなぜ看護職としてふさわしくないかという、管理者である自分の考えを、感情的に怒るのではなく、理性的に相手にわかるように伝える力が求められる。

　以心伝心という言葉に代表されるように、同質な文化的価値をもつ狭い社会では、あうんの呼吸で物事が通じ合った。そのため、言葉を介して自分の考えを伝えたり、相手の考えを聞いたりすること、そのやりとりにおいて自己と相手の差異を許容するという「対話」する能力は求められてこなかった。対話は、相手の意見にすべて合わせるものでもなく、また自分の意見を押し通すことでもない。

　看護職はこれまで同質の集団で、自分たちの組織の中の狭い範囲で会話をすればよかった時代から、地域あるいは医療組織の中で横断的に多職種と協働していく時代になってきた。

　また、看護職の中においても価値観の多様化が急速に進んでおり、1～2歳違うだけでも、新人のとる行動が理解できないといわれている。

　倫理的実践を行うには、相互に「対話」を通して共同で価値を見いだしたり明らかにしたりすることを通して、その価値を心に内面化することが重要である。英語のdisciplineという言葉は"学問分野"を意味するとともに、"修行"や"規律"という意味もある。自らを律してその専門領域にふさわしい態度を身につけることにつながるのだろう。

　新卒看護職員の職場定着を困難にしている要因の1つに、個々の看護職員を認める、ほめることが少ない職業風土というのが挙げられている。もちろん、私のような旧人看護職の目には「おかしい!」と映ることであっても、どうしてそのようなことをするのかを問いただしたり、怒ったりするのではなく、耳を傾け対話する姿勢も重要なのではないか。

（看護　2005年11月号　p.103　加筆修正）

参考・引用文献
1）平田オリザ：対話のレッスン，小学館，東京，2001.

看護実践と倫理

1 倫理とは何か

　倫理は英語で表現するとethicです。個人または集団の行動の原則を導くことを意味し、古代ギリシャ語のἦθος（習慣、慣習、特性）を語源としており、ethicsは倫理学を示します。

　和辻は『人間の学としての倫理学』の中で、倫は「なかま」を意味し、倫理学は「人間の共同態の根底たる秩序・道理を明らかにしようとする学問である」と述べています[1]。

　よく同じような意味で用いられる道徳（moral）は、善悪についての基準を表すもので、受け入れられない行動を区別する行動規範です。「すべての人は普遍的な倫理規範を認識することはするが、それらを自己の価値観や人生経験に照らして各自が異なる方法で解釈したり、適用したり、バランスをとったりする」[2]から、倫理的紛争が生じるといわれています。

　古代人にとって道徳とは、ある種の実践的な知恵です。ギリシャ哲学者プラトンの『国家』、同じくアリストテレスの『ニコマコス倫理学』は、基本的には徳とその育成に関する専門書で、人の人格に焦点を当て、どのような人に

なることを目指すべきかを問いかけました。一方、現代の倫理学は、行為に焦点を当て、ある特定の行為がどんなときに正しく、どんなときに間違っているかを問いかけています[3]。

　すなわち、人格の倫理から「5人を助けるために1人を犠牲にするのは正しいのか？」「人工呼吸器を外すかどうか？」というような板挟みの倫理に転換し、徳から離れ、道徳的推論や問題解決が中心になり、上手に推論できれば、倫理的な行動がとれるかのような錯覚に批判が生じているといわれています[4]。

　テイラーは、道徳的な正しさや間違いとはどういうことかという「義務の倫理」ではなく、私はどういう人間になろうと欲するべきかといった問いに基づく「徳の倫理」を提唱しています[5]。この本の訳者らは、「看護倫理・医療倫理などの応用倫理は、個人的関係を重んじる点で、徳の倫理やケアの倫理と密接なつながりがある。これらの分野では、医師や看護師や介護士などのあるべき姿、彼らと患者や家族との関係が問われることになる。（中略）帰結主義や義務論のように利益とか公平性という枠組みを機械的に当てはめるよりも、個々の患者の実情や周りの状況を熟慮する徳の倫理のほうが現実的だと思われる」と述べています。[6]

　古代から現代まで、多くの思想家たちが、幸福とは何か、いかにしたら生きるに値する生を送ることができるのかを

倫理学の重要な課題として考察し続けてきました。ソクラテスは「たんに生きるということではなくて、よく生きる（euZεn）ということ」こそが幸福な生き方として探求し続けたといわれています[7]。また、このことが徳の倫理の起源と考えられています[8]。

　善い行いの習慣化として、万善簿について紹介します。

　江戸時代の儒学者であり教育者としても知られている廣瀬淡窓は、豊後国に咸宜園という私塾を創立しました。病弱であったことから、自分自身の心と向き合うため、毎日を振り返り、善いことをしたら白丸、悪いことをしたら黒丸を記録し、白丸の数から黒丸の数を引いた差を集計して合計が1万に達することを目指しました。

　白丸の対象となる善は、①財を捨てて人を利す、②人に善を勧める、③人に食を贈る、④人のために周旋する、⑤懇切丁寧に教える、⑥骨肉の情を大切にする、⑦善を念ずる、⑧乞食に施す、⑨情のある交際をする、⑩生物を憐れむ、などを挙げています。一方で、黒丸の対象となる悪として、①過食、②疾病、③怒心、④怒言、⑤殺生、⑥慳財（吝嗇）、⑦猫を打つ、⑧蛍を捕る、⑨蛤を煮る、⑩卵を潰す、などを列挙しています[9]。

　善悪の判断の内容からは、生来胃腸の弱い淡窓だったので、飲食に注意を払ったことが察せられますし、教育者としての姿勢を垣間見ることができます。

　54歳から記録を開始し、67歳で1万に達した後も万善簿

を書き続け、当時としては長命の75歳で没しました。

　リフレクションや可視化、ヘルスプロモーションという言葉が欧米から入ってきましたが、江戸時代に万善簿のような取り組みが行われていたことは、非常に興味深いことです。

2　専門職としての価値

　米国の看護教育の方針を策定する米国看護大学協会（American Association of Colleges of Nursing：AACN）は、2008年に看護師の専門職としての5つの価値として、①利他主義、②自律性、③人間の尊厳、④道徳・倫理性、⑤社会正義、を示しました[10]。

　コロナ禍の中、ニューヨークの大学病院のICUで看護師として働くとともに、大学で基礎教育にも従事している岩間はインタビューに答え、この5つの価値を基礎教育でさまざまな場面で繰り返し学ぶ機会を提供していることを語り、⑤の社会正義（Social Justice）の重要性に言及しています[11]。

　また、目の前の患者さんと向き合うだけではなく、格差社会による感染症の影響を考え、法改正に向かって看護師が取り組んだり、社会を変えるための行動をとったりすることについて学生時代から学ぶことが、看護師としての自負や社会貢献への意識につながっているという趣旨を伝えています。

　ICNの倫理綱領の改訂会議（2018年開始）に参加した際、最初に、看護を支える価値を明示するという話し合い

が行われました。

　思いやり、親切、ケア、尊厳の尊重、などの言葉が、集まった委員から出され、あまりにも普通で、少し驚きましたが、その重要性を考えると納得しました。さらに、利他主義については「日本人は当たり前にもっている価値ではないですか」と聞かれましたが、即答できませんでした。

　AACNでは、5つの価値は専門職の看護師が行う看護の典型であり、看護師のケアはこれらの価値に導かれ、倫理的実践を行うとし、**表1**のような説明をしています。

　米国のギャラップ社は、年に1度、どの職業が国民から倫理的に信頼されているかを調査しています。看護師については、1999年からデータが収集されており、2001年にいったん1位を消防士にゆずったものの、20年の長きにわたり1位を続けています。

　2020年の調査では、2019年の85％からさらに4ポイント増加し、これまでで最も高いスコアを示しました[12]。看護師が米国で国民の信頼を最も得ている職業という調査結果に関心をもち、米国看護師協会の倫理と人権センターで副部長を務めるマーサ・ターナーに尋ねたところ、「看護師は医師やほかの保健医療職に比べ、患者にかかわる頻度や時間や機会が多いからではないか」ということでした。

　日本でこのような調査が行われたら、どのような結果になるのか興味深いところですし、国民に信頼される職業になる努力を重ねていきたいと思います。

［表1］5つの価値と看護師の実践

価　値	解　説
利他主義 Altruism	他者の福祉と幸福に対して関心を示すこと。専門職としての実践では、利他主義は、患者、他の看護師および他の医療提供者の福祉に対する看護師の関心と擁護（advocacy）に示されている。
自律性 Autonomy	自己決定の権利。専門職としての実践は自律性を反映。患者の自己のヘルスケアについて決定する権利を看護師が尊重する場合、専門職としての実践は自律性を示す。
人間の尊厳 Human Dignity	集団や個人の固有の価値や個性を尊重すること。専門職の実践においては、看護師がすべての患者と同僚の価値を認め尊重することで、人間の尊厳への関心を示すことになる。
道徳・倫理性 Integrity	適切な倫理綱領と認められている業務基準に一致した行動をとること。高い道徳・倫理性は、看護師が誠実であり、受け入れられている倫理的枠組みに基づいてケアを提供するとき、専門職としての実践に示される。
社会正義 Social Justice	経済的地位、人種、民族、年齢、市民権、障害、または性的指向にかかわらず、公正な扱いをすること。

American Association of Colleges of Nursing : The essentials of baccalaureate education for professional nursing practice, 2008,p.26-29.の内容を筆者が翻訳し作成（https://www.aacnnursing.org/portals/42/publications/baccessentials08.pdf）

3 VUCAの時代に

2020年の初めから、COVID-19感染が拡大して、世界中が大きなパニックに陥っています。世界はまさにVUCAの時代となっています。2016年のダボス会議で用いられ、広く使われるようになったVUCAという言葉は、以下に示す4つのキーワードの頭文字をつなげたものです。

Volatility（変動性）：テクノロジーがかつてないスピードで進化していて、急速な変化が社会に生じています。医療の中でもICTの利活用が急速に進み、便利な一方で、情報共有におけるリスクのバランスのとり方が十分わかっているとはいえない状況です。

Uncertainty（不確実性）：数カ月後、あるいは数年後にどうなっているかわからない状況が続いています。人口減少や経済的理由により、組織の統廃合が進み、10年前に盤石だった組織が今後もそのまま続くという保証はありません。

Complexity（複雑性）：問題に対処しようとしても、さまざまな要因が絡んでいて、すぐに解決できない、あるいはこれまでの方法ではうまく解決できない状況にあります。因果関係でシンプルに考えられる問題は少なく、ものの見

方そのものを変える必要も生じています。

Ambiguity（曖昧性）：物事の因果関係がはっきりせず、前例がない状況の中で、先に進んでいくことが求められています。これまでの時代は、前例があったり正解がはっきりしていましたが、多様な価値観の中で、柔軟に、創造的に取り組む必要が生じています[13]。

VUCAは、世界の社会経済状態を表していますが、追い打ちをかけるように、COVID-19 禍、自然災害や紛争など世界にはこれまで想像もしなかった問題や出来事があふれています。このような時代には、本質的な価値を共有して基本となる軸がぶれないように行動することが重要です。看護師は誰のために存在するのか、何ができるのかを自ら問いかけながら道を切り開いていく必要があります。

4 看護実践を支える価値
倫理綱領と業務基準

　看護実践の価値を支える倫理綱領と業務基準について解説します。

　専門職（profession）は、仕事の責任の大きさや公共性によって社会からの信頼を得る必要があるため、法律のみならず、社会への責任を明らかに実践のよりどころとして用いられる倫理綱領や、実践の範囲や責任を明記した業務基準をもちます[14]。

1. 倫理綱領

　社会的責任，職業倫理を行動規範として明文化したもので、専門職の団体が倫理綱領を作成し、公表しています。日本看護協会は、専門職として自らの行動を律するために倫理綱領を定めており、専門職自身が専門職集団内部の人間の行動を規定する文書であり、専門職を専門職たらしめるものと説明しています[15]。

　倫理綱領の機能について、札野は、①一般社会とプロフェッションとの「契約」、つまり合意されるべき「価値」の明確化と公示、②プロフェッションの構成員が共有

すべき理念・目的の表明、③倫理的な行動に関する実践的なガイドラインの提示、④将来の構成員を教育するためのツール、⑤諸点を総合し、プロフェッションの在り方そのものを継続的に議論し、新しく生み出された価値をプロフェッションの内外で共有する場を提供する、と解説し⑤の重要性について、自らの存在意義とは何かという本質的な問題について熟考する場を提供することが、倫理綱領の最も重要な機能としています[16]。

　ICNは2021年3月現在、倫理綱領を改訂中です。日本看護協会は、2021年3月に「看護職の倫理綱領」を公表しました。日本看護協会は「看護職の倫理綱領」を、「あらゆる場で実践を行う看護職を対象とした行動指針であり、自己の実践を振り返る際の基盤を提供するものである。また、看護の実践について専門職として引き受ける責任の範囲を、社会に対して明示するものである」と説明しています[17]。

2. 業務基準

　「看護業務基準」は、保健師助産師看護師法で規定されたすべての看護職に共通の看護実践の要求レベルと看護職の責務を示すものとして、1995年に日本看護協会が作成しました。2006年には、変動する時代の要請に応えるよう改訂し、2016年に2回目の改訂を行い「看護業務基準（2016年改訂版）」[18]（以下、業務基準）を公表しました。

法律家の立場から奥野は、業務基準について「看護職の職務の内容と責任を、看護業務基準として表明した意義は、すべての看護職にある者は、日常の業務を実践していくうえで、この基準を行動規範とすることを国民に約束したものです。したがって、看護職にある者は、看護協会に入会しているかどうか、あるいは働く場や年代・キャリア等にかかわらず、この業務基準にしたがって行動していく責務が定められたと考えるべきです」と述べています[19]。

　新人看護師が「学校では、ケアを学んだのに、職場で求められるのは、業務なんです。自分のからだが、ケアと業務の間で八つ裂きになりそうな気がしています」と話してくれたことがありました。また「私たちは、1人ひとりの患者さんを尊重したケアをしたい。けれども、点滴の調整や記録業務に追われて、患者さんのベッドサイドに行けない」というような発言もよく聞きます。

　「業務」ということばは、法律の視点からは「各人が社会生活上の地位に基づき反復継続して従事する仕事」などと定義されており、私たち看護職が行うケアは業務であることがわかるよう、業務基準の「はじめに」の中で〈「看護業務」とは、看護の提供者が主体で、「何を」「どのように」すべきかを提示することをいい、「看護実践」とは、看護職が対象に働きかける行為であり、看護業務の主要な部分を成すものである〉と説明されています[20]。

　1995年に作成された業務基準の「看護実践の内容」の5

番目に「医師の指示に基づき、医療行為を行い、その反応を観察する。」という項目があります。その解説として「医療行為の実施に際しては、保健師助産師看護師法第37条の定めるところに基づき医師の指示が必要であり、以下の点について看護独自の判断が必要である。1）医療行為の理論的根拠と倫理性、2）患者にとっての適切な手順、3）医療行為による患者の反応の観察と対応」[21]と述べられています（下線は筆者）。医療行為に医師の指示は必須ですが、その実施に際し、看護師の判断が求められることを明示したことは画期的なことだったと思います。

　2016年に改訂された業務基準では、「1-2　看護実践の内容」の1-2-4「主治の医師の指示のもとに医療行為を行い、反応を観察し、適切に対応する」の項目において、同様の内容が記されています。そこでは、「看護職は、（中略）人の生命、人としての尊厳及び権利に反する場合は、疑義を申し立てる」[22]という表現になっています（下線は筆者）。

　奥野はこの項目について「被害者となる国民の権利をいかに守るかという視点に立って業務基準がつくられていることを認識しなければなりません。他者による人の生命および尊厳を損なうような行為に気づいた場合、看護職が疑義を申し立てる旨の規定は、その典型です」と述べています[23]。

　倫理綱領は知っていても、業務基準は親しみがないとい

う人がいるかもしれません。業務基準は、看護職の看護実践の基準を示したものであり、「1. 看護実践の基準」において「全ての看護実践は、看護職の倫理綱領に基づく」と明記されています。臨床や臨床教育の場で実践の手がかりとして活用していくものです。

　ここで、業務基準の内容にかかわる事例を2つ紹介します。

3. どんなときも根拠をもって

　川本さん（仮名）は、新人看護師として手術室で仕事をしています。入職10カ月目にこのようなことが起こりました。その日は、器械出しの役割を担っていました。複数の創部があったので、医師は10名近く手術室の中にいました。執刀医が「はい、これで閉創」と告げた際、川本さんは細い針が1本戻ってないことに気づき、「針が1本戻っていません」と声をかけたところ、執刀医からは「返しただろ」という返事とともに、室内にいる医師からも無言の圧力を受けた気がしたということでした。

　しかし、トレイには針は戻っておらず、落とした覚えもなく困ったことになったと思いましたが、川本さんは器械出しのテーブルを患者さんの身体から離して、針が戻るまで手術には協力できないという姿勢を見せたのです。手術室内の緊張感が一挙に高まりました。

　様子を見ていた外回りの看護師が師長を呼んできて、「もう一度だけ探してください」と声をかけ、皆で探したところ、筋膜の下から針はみつかったそうです。その後、何事もなかったかのように閉創は進み、誰もこのことには触れないまま手術は終わりました。

　この話は、私が大学院で「業務基準の疑義照会」についての講義をした際に語られたものです。事例を聞いていた私たちは、「まだ1年もたっていない新人看護師が、このような勇敢な行動をとることができたのはなぜでしょうか」と川本さんに尋ねました。

　すると、基礎教育で繰り返し「常に根拠をもった実践をしないと、患者さんの命にかかわる」と学んだことと、プリセプターに言われた「患者さんの命を助けるために、手術を止められるのはあなただけです」という言葉が、彼女を支えてくれたということでした。

4. 真夜中の電話

　山本さん（仮名）は、新人看護師です。2人体制の夜勤をしていたときのことです。「何か起こってもDNR」（DNR：蘇生処置拒否）とカルテに書かれている患者さんが急変しているのを発見し、当直医とリーダー看護師に報告しました。

　当直医は、非常勤の院外から来ている医師で、カルテの

DNRを示したにもかかわらず、蘇生をするのでカートを持ってくるようにと言いました。その様子を見ていたリーダー看護師は、午前2時でしたが主治医に電話で状況を報告して、当直医と主治医が直接電話で話し合いました。結局、蘇生は行わず、患者さんを看取ることになりました。

　翌朝、出勤してきた師長に経緯を報告したところ、「大切なことがちゃんとできましたね」と朝の申し送りの場で言われたそうです。また、病棟医長でもある主治医からは、これからもこのようなことがあったら、何時でもいいから電話をしてほしいと言われたそうです。

　治療のゴールを患者、家族、医師、看護師は共有していても、この事例のように、それを共有していない人が別のアクションをとろうとした場合、どのようにするのか。毎回、夜中に主治医に電話をする必要がないように、医師同士での申し送りも必要ですが、いざという場合に安心して働けるよう、管理者として「判断に迷うことがあったら相談を」という姿勢は、重要だと思います。また、たまたまあった大変な出来事としないで、チームメンバーでこの事例を共有できたことも重要です。

　業務基準で先に述べたように、「人の生命、人としての尊厳及び権利に反する場合は、疑義を申し立てる」と書かれていますが、なかなか勇気がいることだと思います。状況を正確に判断できる知識をもち、患者の命や尊厳、権利を守るという専門職としての責務を果たすべく、的確な行

動をとっている看護職がつづるストーリーは、まだまだたくさんあることと思います。こうして、困難をどのように乗り越えたか、ストーリーを語り、共有することは、私たち看護職の基盤となる価値を確認するうえで重要です。

　WHOは専門職連携学習にかかわる領域ごとの学習目標として、①チームワーク、②役割と責任、③コミュニケーション、④学習と批判的考察、⑤患者との関係、患者のニーズの把握、⑥倫理的実践、を挙げています。⑥の倫理的実践については、自己あるいは他者が他の医療従事者に抱いている固定観念を把握すること、各々の医療従事者の見解が同じように価値があり重要という見方を理解すること、と説明しています[24]。

　2000年代の初めに、チーム医療の推進を目指し、TeamSTEPPS（以下、チームステップス）という医療安全のためのコミュニケーション・プログラムを開発していたワシントンDCのプロビデンス病院を訪れました。その際に、同じプログラムを多職種が一堂に会して学ぶことの重要性を強調するとともに、そのアセスメントをするためのクイズが出されました。その1つが、次のような内容です。

　手術室で、まだガーゼの最終カウントが終わっていない段階で、執刀医が急いで閉創を宣言しました。看護師のあなたは、以下の3つの選択枝からどれを選びますか？

　①麻酔医師に、「まだガーゼカウントが終わっていないので、外科医の閉創を止めてほしい」と言う。

②手術部長に内線電話で、執刀医がガイドライン通りの行動をしていないことを伝える。

③執刀医に、「まだガーゼカウントが終わっていないので、閉創を待ってください」と言う。

　いろいろな機会に聞いてみると、意外なことに①と答える人が多くいました。正解は③です。安全に患者の手術が終わるという看護師としての責務を果たすべく、まず自分で執刀医に伝える。もし、それが聞いてもらえない場合は、理由を確認する。明確な理由がない場合は、②のように手術部長に連絡をとるというようなプロセスで対応することです。

　伝えても聞いてもらえないことがあります。例えば、声が小さくて聞こえていないとか、たいしたことではないと無視する等いろいろな理由があります。チームステップスの2回チャレンジルールは、安全を脅かすような業務上の違反や緊急性のある状況において、1回言って対応がない場合は、2回言うことが重要といわれています。チャレンジ（主張）を受けた側は、その心配事に耳を傾ける責任があります[25]。

5　日常倫理

　「日常倫理」は、1990年代にケインとキャプランが用い始めました。ナーシングホームにおいて日常業務（ルーチン）がすべて適切に行われていることが、生活支援の目標になりがちな状況で、入居している人の日常の小さな意思決定が自律して行えるようにすることの重要性を述べています[26]。

　ルーチンとは、考えないで習慣化されたお決まりの日課を繰り返すことです。認知機能の低下した入居者に対する着替えの場面を例に挙げます。その人らしさや個別性を考えることなく、棚の一番上にあるシャツを着せるというような、習慣化した仕事ぶりと、たとえ本人から発語や反応がなくても、洗濯から戻ってきたシャツを2〜3枚見せて「今日はお天気だから、明るい色のシャツにしますか？　どの色のシャツにしましょうか？　山田さんは青色が好きでしたよね」と声をかけながら着替えを援助するのとでは、大きな違いがあります。

　このような患者中心のケアの価値は、後述のp.104に記した亀井が看護部長として7年かけて取り組んだ例のように、組織の中で醸成されていくのだと思います。

ウォシアルは看護師の倫理能力について、「日常の倫理的関心事を振り返り、明確にすることであり、倫理的分析やジレンマの理解に限定するものではない」と述べています。加えて「終末期ケア、移植、臨床研究などの大きなトピックだけに倫理を集中させることは、日常の状況の中で倫理的行動を導くための必要なスキルを理解し、実践するのには役立たない」と言及しています[27]。

　倫理は看護実践において不可欠な要素であるといわれています[28]。また倫理は、急性期、長期療養型、在宅、地域などの療養の場や、高齢、小児、新生児などの年齢、健康のレベルにかかわらず、常に患者（人）の権利とニーズを尊重し、擁護することです。

　つまり倫理的実践は、専門看護師や倫理委員会のメンバーというような一部の看護師が担うものではなく、すべての看護職が日常の中で倫理的実践とは何かを考え、実践に反映していくことが重要です。

6　意識がないという危険なレッテル

　「この患者さんは意識がないから」ということで、ケアがおざなりになっていないでしょうか。臨床での意識レベルの評価は、外界からの刺激にどのように反応したかだけで、「意識がある、ない」と評価されています。

　映画『ジョニーは戦場に行った』で主人公は、負傷して両手足を切断、頭の一部と、胸と腹部の肉の塊のような状況になっていました。時折、身体運動がみられましたが、医師は反射性の筋肉のけいれんとみなし、鎮静剤を打つように看護師に指示が出ます。しかし、このからだの動きに規則性を認め、ジョニーがモールス信号のサインでコミュニケーションをとろうとしていることに気づいたのは1人の看護師でした。看護師は24時間交代で患者のそばにいることが多く、患者の微妙な変化やサインに気づく機会が多い仕事だと思います。

　大阪大学大学院医学系研究科・医学部の教授リレーエッセイに医療技術科学分野の髙島庄太夫教授が、子どもの頃に注射でショック状態に陥った経験を克明に書かれています。ショック状態になった際、枕元に親戚が次々と集まって「かわいそうに」と会話している声が明瞭に聞こえたと

いうのです。

　この体験を基に高島教授は、人間のもつ五感（視覚、聴覚、嗅覚、味覚、触覚）のうち最後まで健全に機能する感覚について考えました。運動機能が伴わなければ能力を発揮できない視覚、味覚、嗅覚は機能していなかったものの、触覚については、痛みは感じなかったが、肩に注射をしているといった感覚は何となく覚えていることを挙げています。そして、「聴覚のみは健全かつ十分に機能していたと記憶している」と述べ、「音は、外耳道から入り、鼓膜、耳小骨、内耳、聴神経、脳幹、側頭葉と刺激が伝わる。つまり、脳血流が保たれていれば、随意的な運動機能をほぼ用いずに、機械的に容易に完遂される感覚機能であるといえる」と述べています[29]。

　患者が刺激に反応しなくても（意識レベルが低くても）耳は聞こえているのが前提と、昔、脳神経外科病棟で働いていたときに言われたことがあります。私の家族の話になりますが、父が私の滞米中に交通事故を起こしました。幸いにも命を助けてもらえた父は、私が日本に帰国した際、空港まで迎えに来ました。事故の体験を直接話したかったからでした。父は夜間、車で走行中に飛び出してきた犬を避けようとしてハンドル操作を誤り、電柱にぶつかり、そのまま暗闇の中で時間が経ったようです。たまたま通りかかった車に救急車を呼んでいただき、病院に搬送された時の様子を鮮明に話してくれました。

　しかし、父の容体は腹腔内出血を起こしショック状態で意識レベルはⅢ—300だったはずです。何が一番嫌だったのか尋ねたところ、救急車のストレッチャーから処置台に移すときに靴を脱がせてくれなかったことと、買ってからまだ2回しか着ていないシャツをはさみで切られたことだと言いました。このように、血圧が下がり、患者が外界からの刺激に反応しない状態であっても、外界の状況は十分わかっていて、ただ反応できないだけなのかもしれません。

　ある病院では、神経内科と脳神経外科の病棟は、深夜帯の人が清拭をするという話を聞いたことがあります。その理由は、患者さんの意識がないので、指示受けなどの仕事が少ない夜間帯に効率的に行うということでした。

　もちろん効率性も重要ですが、看護師が提供するケアは、患者の回復を促す目的で行っているはずです。これでは、清拭は単にからだをきれいにすることだけが目的となり、清拭を通して患者とかかわり、昼夜を区別できる時間感覚が回復するよう働きかけるというケアは含まれません。

　新人看護師を対象とした倫理の研修の中で、先に述べた父の話をしたところ、数年経って会いに来てくれた看護師さんがいました。救急外来で働く彼女は、研修で患者さんに声をかけ続けることの意義を学んだため、搬送されてくる意識のない患者さんに対して「もう、病院に着きましたよ。安心していいですよ」と、患者さんが安心できるよう

な言葉を大きな声で伝えていました。するとあるとき、車いすに乗った男性が救急外来を訪れ、「この看護師さんが声をかけてくれました」と、わざわざお礼を伝えに来てくれたそうです。その話を聞いた私自身もとても感動しました。

7 「なぜ、言葉をかけるのか」

　米国の医療は日本と異なり、経済的に豊かで高い医療保険に入っている人はホテルのような病院で治療を受けられる話が、よく映画などでも描かれていますが、ここで紹介するのは、私が訪れた病院、経済的に不自由な方を対象とした病院の話です。

　そこは豪華で快適なホテルのような病院と異なり、街で銃撃戦があったようなときに被害者が緊急搬送される、盗っていくものが見当たらないような白い壁に囲まれた殺風景な病院でした。そのため、余計に目立ったのかもしれません。ICUを見学していたときのことです。頭のてっぺんから足の爪先まで包帯でグルグル巻かれている患者さんが寝ており、頭の近くにある棚に写真立てが置いてありました。

　離れた場所から師長に「なぜ、あの人のところには、写真立てがあるのですか」と尋ねたところ、「あの人は投身自殺未遂で、搬送されてきたときから包帯で全身が巻かれていて、誰だかわからない状態でした。そこで家族の協力を得て、写真を持ってきてもらいました。写真からこの人を想像して、声をかけながらケアをしています」と聞いて、

看護師の思いやりと創造性の高さに感銘を受けたことを今でも覚えています。

　ミネソタ大学に私が留学する機会をつくってくださり、日本の大学でも教壇に立たれたエレン・イーガン先生がお亡くなりになった際、友人の1人が次のようなお悔やみのことばを述べています。

　「エレンとは1960年代に一緒に教えましたが、とてもユニークな教育方法でした。アイデアや質問を投げかけて答えを引き出し、話し合い、深めていきます。忘れられないのは、エレンが『なぜ昏睡状態の患者さんに話しかけ続けると思いますか？』と質問を投げかけ、学生たちが『聴覚は患者が最後に失うからです』というようなやりとりを15分ほど聞いていたときです。1人の学生が『すべての患者さんに話しかけ続けるのは、人としての尊厳のためです』と言ったとき、エレンが笑顔になりました。エレンは、看護のアートの本質を学生が理解できるよう支援するすべを知っていました」。

　ともすれば、忙しさや目の前のことに追われ、患者を中心に考えることが二の次になってしまう、あるいは、それを経営のために正当化するような価値観の中にあって、このような看護の本質的な価値観について、講義や実習でしっかり学ぶ機会を設けることは、とても重要なことだと思います。

『赤いスイートピー』

　10代の頃バイク事故で頭部外傷を受傷し、退院後も意識が戻らないまま自宅で療養していた雅史君（仮名）がリハビリテーションのために入院してきました。

　昼夜の睡眠覚醒のリズムがつくように看護師は、日中、車いすで散歩に連れ出したり、ご両親から彼が好きだと聞いた松田聖子さんの音楽テープを聴かせたりというような刺激を一生懸命行っていました。しかし、顕著な変化はありませんでした。

　ところが、テレビの特別番組で松田聖子さんのリサイタルが放映されると知り、当時としては大画面のテレビがあるホールに、彼を車いすに乗せて連れて行き、歌を一緒に聴いていたときのことです。『赤いスイートピー』の曲が始まると突然、彼は口をパクパク動かして、声は出ないもののうれしそうに歌い出したのです。彼が自発的に何かをすることはそれまでなかったので、私たちはとても驚き、喜びました。

　後で考えてみると、私たち看護師が雅史君に聴かせていた松田聖子さんの音楽テープは、そのとき（受傷から5年ほど経過）に流行していたもので、彼にとっては親しみがなかったのかもしれません。しかし、彼が受傷する前に流行していた『赤いスイートピー』に反応して、口ずさんだのでした。

8 患者–看護師関係を支えるもの

　医療従事者は患者のそばにいたり、情報を提供したり、ケアを提供したりすることによって、患者が希望を抱くことに貢献しています。32名の男性白血病患者を対象とした質的研究の結果は、患者の希望を促すのは、そこに居て患者の話を聴いたり話したりすることであり、親身で思いやりがある態度、患者に少し触れることなどのケアが患者の希望を高めると考察しています[30]。

　カリフォルニア大学臨床教授のオーニッシュは、米国心臓病学会の科学セッションで行った講演「ライフスタイル医学の変革力：愛と親密さ」の中で、「人々が愛されケアされていると感じるとき、彼らは自己破壊的なものよりも人生を高めるようなライフスタイルの選択をする可能性が高い」と述べています[31]。

　ダックス・コワートさんは、1973年にテキサスのガス爆発事故で全身の3分の2の皮膚にやけどを負い、救命され、リハビリテーションを受け、入学を卒業して社会復帰した人です。彼の治療の過程はドキュメンタリー映像になっていて、私も米国で倫理を学んでいるときに観たことがあります。

　事故から10年後、ダックスさんはインタビューで、「私の治療のプロセスで、どんなにか多くの人々のお世話になったことでしょう。しかし、すべてのお医者さんや看護婦さんが私の支えとなったわけではありません。私にとって一番の支えとなったのは、私のベッドのかたわらに居て献身的に治療につくし、語り、なぐさめ、力強め、励まし、時に静かに黙って私と時間を共有し、私に共感してくれた看護婦さんたちだったのです。しばしば病院での定められた勤務時間を終えた後までも、私のそばに居続けてくださった看護婦さんたちの支えが私を生かし続けてきたのです」と語っています[32]。

　COVID-19に感染し、一時はECMO（体外式膜型人工肺）が装着されるほどの重篤な症状に陥り、ICUに入院していた方が、自分の経験したことが役に立つのであればとメディアの取材を受けた記事では、看護師が感染の危険があるにもかかわらず、自分のそばでケアを続けてくれたこと、51歳の誕生日に病室の外で看護師4、5人が、ハッピーバースデーを合唱してくれたこと、看護師の優しさが身に染みて感謝してもしきれないというエピソードが紹介されています[33]。

　日本看護協会創立50周年の記念式典の際、美智子皇后（当時）が次のような祝辞を述べておられます。「時としては、医療がそのすべての効力を失った後も患者と共にあり、患者の生きる日々の体験を、意味あらしめる助けをする程

の、重い使命を持つ仕事が看護職であり、当事者の強い自覚が求められる一方、社会における看護者の位置付けにも、それにふさわしい配慮が払われることが、切に望まれます」[34]。

　医学は急激に進歩しており、多くの命を救うことができるようになりました。しかし、まだ治療の限界に直面することもあります。ここに述べられたように、最期のときまで、その人らしく生きることを支えるのが看護の重要な役割だと考えます。これは高齢者や重篤な疾患をもった大人だけではなく、生まれて数時間しか生きることができなかった新生児にもいえることです。NICUの看護師たちは、短い時間でも両親に抱っこしてもらったり、新生児の苦痛を和らげる工夫をしたりしています。

9 神経生理学的な視座から
‒オキシトシン

　私が1993年に渡米した目的は、興奮行動のある認知症高齢者の手のマッサージの効果に関する研究を米国の研究者と実施するためでした。

　手のマッサージは10分と15分では効果が違うのか、2名の研究者とともに15日間連続で長期療養型の施設に行き、手のマッサージによる呼吸数、脈拍数と筋の緊張などの変化を実施前後で比較しました。私たちの研究グループでは実施前後を比較すると呼吸数、脈拍数も低下し、それまで寡黙に過ごしていた人に意味のある発語が見られた例もあり、一定の成果が得られました[35]。

　しかし、先行して実施された研究は、看護助手に手のマッサージの方法を教え、上手にできる人を選抜して実施するという厳密に作成したプロトコールであったにもかかわらず、実施前後の差が出ていませんでした。

　2つの研究は比較することを目的として計画されていないので、結果の比較は推測でしかありませんが、私はとても興味深く思いました。私たちの研究グループは、午後3時になったら長期療養型施設に行き、数名の対象者に手のマッサージを行っていたので、そのことだけに専念できる

環境でした。一方、先行グループの研究では、マッサージの技術はあるものの、仕事の合間に指示を受けて対象者にマッサージをしていました。

　何が結果に影響したのだろうかと考え続けていました。当時は呼吸数、脈拍数、行動の変化といった評価指標に頼るしかありませんでしたが、現在では1つの仮説をもっています。「忙」という漢字は、心を亡くすと書きます。「忙しい、忙しい。あれもしなければ、これもしなければ」と思いながら清拭やケアをしても、患者さんとの関係は深まりません。それに対して、「念」という漢字は、今に心と書きます。その場で集中する、まさにマインドフルネス（心を今に向けた状態）な状況で患者さんにかかわることが重要なのだと考えています。

　そうすると、最近では忙しくてそれどころではないうえに、清拭では感染防止を理由に清拭車を使わなくなり、清潔にすることだけが清拭の目的となってしまい、お湯とタオルでゆっくりと丁寧に患者さんとかかわりながら清拭をすることがなくなったこと、脈拍もサチュレーションモニターで測るので、患者さんに触れる機会はほとんどないということが私の耳に入ってきました。

　本当にそれでいいのだろうかと思っていたときに出あったのが、『脳に刻まれたモラルの起源』という本です。当時、サセックス大学の准教授として脳科学の研究を行っていた金井良太氏によって脳科学と倫理について、わかりや

すく書かれています。理論を実際の経験や観察と照らし合わせて検証していくという「実証科学としての倫理学」の研究が始まっており、新たな「ものの見方」について言及しています。

その中に、利他的行動や社会への貢献という向社会的行動の根底をなす心理的要素である信頼と共感の科学として、オキシトシン（脳の視床下部から分泌されるホルモン）についての知見が包括的に紹介されていました[36]。そこから、それまで分娩や授乳に関連するホルモンとしか認識していなかったオキシトシンに関心を深めていきました。

オキシトシン研究の第一人者である生理学者のモベリは、オキシトシンが体内で精巧にできている〈安らぎと結びつき〉のメカニズムにかかわり、成長、治癒、元気の回復、社会的相互作用に影響することを述べています[37]。

そして、ケアにおいてタッチを重視することに言及し、「医療機器による治療を受けたり、検査をしてもらったりすることに加えて、誰かにそばにいてもらい、ふれあいをもつこと」の重要性を示しています。さらに、ケアやタッチが、鎮静化、血圧低下、苦痛に対する耐性の増加などいくつかの効果が関連し合っていることについて「自分たちが毎日の仕事でしていることに名前があり、科学的根拠があることを知ると、ケア提供者たちはプロフェッショナルとしての自信を強める」としています[38]。

このようにケアやタッチが重要だということをはっきり

と示さなければ、看護の忙しさや効率化、感染防止や安全重視の傾向の中で、その重要さを見失いかけているのです。

　タッチに関する研究は、古くから看護学の領域で取り組まれてきました。1990年代に私が参加したマッサージの研究では、評価指標は呼吸や脈拍など観察できるものに限られていましたが、近年はオキシトシンをはじめとした神経生理学的な指標を用いた研究が行われています。2018年に報告された「治療的関係と癒やしにおける人のタッチと視線の神経生理学に関する研究」のスコーピングレビューでは、データベースから1万8,734件の文献が抽出され、最終的に64件の研究について精密な分析が行われています。この分析によれば、結果指標として最も多く用いられていたのはコルチゾール（83％）でしたが、血清オキシトシンも23％（n＝15）含まれていました[39]。

　山口が著書の中で紹介している研究[40]では、初対面の参加者に1対1で肩と背中に30分施術を行い、その前後で血清オキシトシンやコルチゾールの濃度を測定して評価しました。加えて、何もせず座っているというコントロール群も設けて比較しています。その結果、オキシトシンレベルの上昇は、施術を受けた人はもちろんのこと、施術者がそれ以上に大きかったことから、触れる、施術をするということは、触れる人自身にとっても、よい効果があると結論づけています。

　また、施術者のオキシトシンレベルの上昇は、触覚刺激

により高くなったというより、むしろ相手を思いやる「心」の大切さに言及し、思いやりのある心をもちながら触れることが、オキシトシンレベルの上昇につながったと考察しています。オキシトシンレベルの高い人に施術された対象者は、オキシトシンレベルの上昇が大きくなったことも明らかにしています。

　この研究成果は、さまざまな視点を与えてくれます。「情けは人のためならず」ということわざについて、2010年度の調査では、本来の意味である「人に情けをかけると、巡り巡って自分のためになる」ではなく、「人に情けをかけて助けてやることは、その人のためにならない」と回答した人が45.7％に上りました[41]。しかし、情け、人を思うことは自分のためにもなることが、オキシトシンの一連の研究からも明らかにされつつあります。

　ある病院の新人研修で「この半年、どのようなことを大切にして患者さんにかかわってきましたか？」と問いかけた際、一番忙しい病棟の新人看護師が「深夜帯での巡視の際、患者さんのお布団をかけ直しながら『ゆっくりお休みください』と心で思っています」と話してくれました。患者は眠っているので、どれだけ伝わるかはわかりませんが、この看護師には、オキシトシンが分泌されているのではないかと思いました。また、オキシトシンレベルの高い看護師とかかわった患者は、より安らぎ落ち着けるのではないかと思います。

ケアのありようが科学で解明される時代になり、根拠を
もってぶれずに、丁寧にケアを提供することが患者にとっ
ても、私たち看護師にとっても、心身の健やかさに影響す
るということが確認できました。

　人に親切にすることとオキシトシンの研究成果をまとめ
た本の中で、次のようなことがオキシトシンレベルの増加
に影響すると記されています[42]。

①気持ちの高まり：人が親切にしたり、徳のある行動を
　　見たりした際に感じるあたたかい気持ち

②誰かを癒やす

③あたたかい心の交流：親切な場面を見たり、親切にさ
　　れたりする

④友だちや愛する人を支える

⑤考える：親切にすることやあたたかいかかわりを考え
　　る

⑥ハグ（抱擁）

　この①から⑥については、まさに看護そのものだと思い
ます。ケアは人に思いやりをもってかかわり、相手のこと
を思ったり、かかわったり、支えたりします。たとえその
人が目の前にいなくても心配したり、患者に触れたりする
ことは、看護の日常でした。

　しかし前述のように、忙しさのあまり見失うものが増え
ている今こそ、私たち看護（ケア）の仕事について科学的
根拠に基づいて考えることが必要です。私たち看護職がい

かにモベリが図示した天秤（**図1**）のように[43]、安らぎと
結びつきを感じられるように、看護師1人ひとりが自ら考
え、バランスをとるとともに、看護管理者は、看護師がや
すらぎと絆を感じられるような環境を整える必要があると
思います。

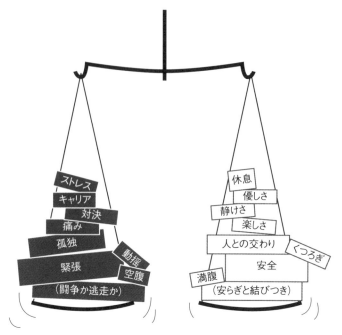

［**図1**］**プレッシャーと安らぎの間のバランス、ストレスとくつろぎの間
のバランスがとれていることが必要だ。**

シャスティン・ウヴネース・モベリ著，瀬尾智子・谷垣暁美訳：
オキシトシン普及版，晶文社，2014，p.33．より転載

10 礼節：リーダーシップから 関係的主導への変遷における鍵

　2007年にライフ・プランニング・センターが主催した フォーラム「いのちの畏敬と生命倫理　医療・看護の現場 で求められるもの」の閉会式で、日野原重明先生がウイリ アム・オスラー卿の話をされました。

　オスラーが、ペンシルバニア大学医学部教授の職に応募 した際、同大学の教授が、彼がふさわしい人物かどうか確 かめるために一緒に食事をしたところ、デザートにチェ リーパイが出されました。オスラーは、パイの中にあった チェリーの種を、口から食器に直接吐き出すようなことは せず、スプーンを用いて丁寧に皿のふちに置いたことで採 用の話が進んだという有名なエピソードでした[44]。

　2002年に米国で出版された『Choosing Civility』（日本 語翻訳版：『礼節「再」入門』）で、大森は監修者として 「あとがき」にこう書いています。「日本には古くから、思 いやり、尊敬、自制、協力、責任、誠実、知恵、調和、美 徳といった礼節を重んずる文化がありました。これは、日 本人の遺伝子に組み込まれたDNAでもあります」。

　しかし「日本においても、成果を出すためのスキルを中 心とした学校教育・企業教育がますます加速し、人間が人

間として成長するための情緒や知性、心の教育が、ともすると軽視される傾向にある」と述べています[45]。

　個人の間でも価値観が多様化し、ビジネスが文化の垣根を越えて行われることが当然となった時代には、異なる考え方をもった人間同士をつなげるルールが必要です。それが礼節であり、大森はビジネスパーソン必須のスキルとして、礼節の重要性を強調しています[46]。

　医療の場では地域包括ケアシステムが進展しています。10年前までは1つの組織、1つの職種でいろいろなことが完結する時代でしたが、今は多職種との協働や、地域の医療機関との連携により医療提供体制が組み立てられています。

　異なる考え方や価値観をもつ人たちと協働し、成果を上げていくためには、「信頼を獲得できる人としてのあり方を築くこと」[47]、すなわち礼節が重要です。さらに、グローバル化の進展により、医療の場や日常で外国の人に接する機会が増えていますが、お互いに言葉が通じにくい状況にある場合には、より相手を尊重した丁寧な対応が信頼関係を結ぶ鍵となります。

　ポラスは、破壊的な言動（他人を攻撃する、あるいは見下し、侮辱するような言動、著しく礼意を欠くような言動のこと）が、医療ミスに結びつくことをイスラエルのNICUで行われたシミュレーションの研究[48]を引用して次のように説明しています。

チームを2つに分け、一方の実験群に対して、いかに医療レベルが低く仕事ぶりが悪いかを伝えました。すると、無礼な発言をされたそのチームは明らかに仕事ぶりが悪くなり、診断が適切でないことが増え、治療行為も不正確でミスの多いものになり、患者である乳児の生存率を著しく下げてしまいました。仕事ぶりを低く評価されたチームでは、メンバー間で手助けを求めなくなり、できるだけ自分の力だけで仕事をこなそうとし始めます。自分たちのことを悪く言う人間が、たとえそばにいなくても、一度侮辱されると、その影響が消えなくなり、チームのメンバーは最善を尽くそうとはしなくなるというものです[49]。

　ポラスは「無礼な言動に触れて感情が強く動かされると、そのことは決して忘れられない。無礼な態度をとっていた人の姿を見るだけで、また無礼な態度に触れた場所に行くだけで、その時の感情が蘇ってしまう」と述べています[50]。

　看護倫理の研究者として、英国で尊厳について探究しているアン・ギャラガーは、近著の序文の中で、自分が看護師になろうとしたときに母親から反対されたエピソードを記しています。

　母親がアンの妹を産む際、お産の前に看護師が準備した風呂の湯が熱すぎたため、風呂から出ると肌が赤くなっていました。それを見た看護師は「この汚い発疹は何なの？」と言ったというのです。アフリカ系米国人の詩人、マヤ・アンジェロウの詩「人々はあなたの言ったことを忘

れる、人々はあなたのしたことを忘れる、しかし人々はあなたが彼らにどのように感じさせたかを決して忘れません」を引用し、60年近く経った今でも、母親はその看護師の言葉で、そのときどのように感じたかを忘れていないと書いています[51]。

WHOは2018年に、ポジティブな出産体験（Positive Childbirth Experience）を推奨し、公表の際に次のように記しています。「世界の多くの医療施設では、無礼で尊厳を尊重していないケアが蔓延しており、人権を侵害し、出産時に女性がケアサービスにアクセスすることを妨げています。医学的な介入が必要または望まれる場合でも、女性は意思決定にかかわり、産後に赤ちゃんと一緒の部屋で過ごすことによって、女性が個人的な達成感とコントロール感を維持したいと考えています」[52]。

医療現場においては、チーム医療の推進や診療報酬での評価の充実を受け、看護補助者（看護助手）の活用が進んでいます。タスク・シフト／シェアが進み、これまで看護師が提供していた業務の一部を看護補助者と協働したり、委譲したりして行うようになりました。

日本看護協会の「2021年度改訂版　看護チームにおける看護師・准看護師及び看護補助者の業務のあり方に関するガイドライン及び活用ガイド」では、看護補助者の役割を「看護が提供される場において、看護チームの一員として看護師の指示のもと、看護の専門的判断を要しない看護

補助業務を行う」と定義しています[53]。

　社会構成主義者のガーゲンは、「変化が激しく、しばしば混沌としているこうした状態が、リーダーシップの新たな考え方を生み出している」と述べ、協働、エンパワーメント、対話、水平型の意思決定、共有、貢献、ネットワーキング、継続的な学習、他との接続性が、ますます重要視され、リーダーシップという概念を関係的主導（リレーショナル・リーディング）に置き換えることの有用性に言及しています。1人の能力に頼る従来型のリーダーシップに比べ、関係的主導は、つながりをもつ人が互いに影響を及ぼし合い、力を発揮しながら未来を目指す力であると定義しています[54]。

　関係的主導の考え方は、臨床、教育、研究の場で考える必要があります。人前で恥をかくぐらいの経験がなければ成長しないと信じている人が、いまだにいることに驚かされます。大人の学習は、恥ずかしい思いをすると委縮し、安全を保とうと心身が反応します。そのため、このような状況下では、言われている言葉の内容に焦点が当てられず、効果的な学習は成立しないことが脳科学の知見で明らかにされ、スポーツ界をはじめとするさまざまな場で人材育成の方法に取り入れられてきています[55]。

　関係的主導では、ビジョンや価値観、洞察の**積極的な共有化**、相手の意見に価値を見出し、積極的な精緻化や適切な関連づけをする**価値の付加**、ナラティブやメタファーを

用いての**現実の構成**の理解を促すことが重要といわれています[56]。

　組織の経営戦略や取り組み目標は、幹部を通して部署の管理者に伝えられることはあっても、看護師や看護補助者1人ひとりに具体的な情報を提供することは、あまりありません。しかし、渡邉が看護助手との協働に取り組んだ際、COVID-19禍に対する病院の方針や、経営状況、職員への感謝を伝える病院長からの定期的なWEBメッセージにすべての職員がアクセスできたことが、組織のおかれている状況を看護助手が把握できる機会になり、看護助手が安心して勤務継続でき、定着率が上がったと述べています[57]。

　山田は、看護補助者の定着促進に取り組むために、看護補助者を対象としたインタビューを行い、分析したところ、患者や看護師からの感謝の言葉や承認が、やりがいにつながることを明らかにしています[58]。

　COVID-19禍の中、院内で感染管理の司令塔としての役割を果たし続けている坂本は、インタビューに「私は少しもストレスを感じませんでした。なぜなら病院のみんなが同じ方向を向いて一致団結し、協力体制ができていたから。医療用のフェイスシールドが足りなくなりかけた際は、スタッフが工夫して作ったことも」[59] と答えています。

　また、ニューヨークの大学病院のICUで看護師として仕事をしてきた岩間は、いかに看護助手や清掃担当者と看護師の協働がCOVID-19感染のような緊急事態の対応の鍵

となるか、次のような逸話を語りました。

「1960年代、ジョン・F・ケネディ大統領がNASAを訪れたときの話です。大統領がNASAの研究室を視察しようと廊下を歩いているとき、気さくな大統領は一生懸命に床を拭いている清掃係の方に「元気かい？　君はここでどんな仕事をしているんだい？」と声をかけました。清掃係は大統領に「私は人間を月に送るために働いています」と答えたそうです。つまり、直接ロケットの開発をする仕事をしていなくても、カフェテリアの調理部であろうと、清掃係であろうと、皆の最終目的のために働いているという1人ひとりの自負が、その組織が成功する秘訣です」[60]

米国の国務長官を務めたコリン・パウエルは、リーダーシップについて論じ「必要だと思う以上に、人に親切にしなさい」という司祭の言葉を紹介しています。「人間というのは、承認と励ましを必要とする。（中略）思いやりの一言、自分に価値があると彼らが思える一言をかける。それだけのことをしていると思うからだ。自分のことを単なる掃除人だなどと思ってほしくない。彼らがいなければ私は自分の仕事を全うできない」と述べています[61]。

ラッセル[62] が示した礼節のポイントについて検討することを、デラセガ[63] はすすめています（**表2**）。

［表2］礼節のポイント

- **お手本となる役割モデルを見つける**
  管理者自身がお手本になるような行動をとる

- **無礼な態度を見つけたら、迅速に対応する**
  見逃さない姿勢が重要（ゼロ・トレランス）

- **自己の礼儀正しさのレベルについて考え話し合う**
  すべてのスタッフが自己の礼儀正しさについて考える機会をもつよう促し、データや事例を用い、最低限許容できる職場の行動について話し合う

- **怒りとストレス・マネジメントの教育**
  アンガー・マネジメントやストレス・マネジメントについて学ぶ機会をもつ

- **毎週話し合う（会議の時に取り上げる）**
  礼節の状況について、毎週話し合う機会をもち、よいことを強化する

- **服装に注意する**
  カジュアルすぎる服装やだらしない恰好をしていると、同僚や患者から専門職として扱われないことを知っておく

- **時間を守る**
  開始時間、終了時間を守る。遅れたり、超過した場合は、謝る

Joyce E. A. Russell：Career Coach：How to cultivate civility in the workplace, Washington Post,2012/6/17. の内容を筆者が翻訳し作成
(https://www.washingtonpost.com/business/capitalbusiness/career-coach-how-to-cultivate-civility-in-the-workplace/2012/06/15/gJQA6YIjjV_story.html)

　服装に注意するという点においては、医師の診療時の服装について繰り返し研究が行われています。2018年に公表された研究は、米国の10の大学付属医療センターで4,062名の患者を対象とし、53％の患者が診療の際の医師の服装は重要であると答えています。医師の身だしなみが、患者のケアに対する受け止め方や医師への信頼に影響することを示唆し、病院、診療所、救命センター、外来外科セ

ンターは、医師の服装規定にこの結果を考慮すべきだと主張しています[64]。

　米国の病院で常にトップの地位にあるジョンズ・ホプキンス病院のオリエンテーション・マニュアルの服装規定では、患者の安全、スタッフの安全、公衆の安全、感染管理、専門職のイメージを理由として挙げています[65]。服装規定は組織で異なりますが、身だしなみが専門職としてのイメージにかかわることを理解し、相手に対し敬意を示し、信頼されるためには、その場に合った服装や身だしなみに整えることの重要性を理解することが必要です。

　健康的な組織文化にするためには、不適切な行動（無礼）を見逃さないこと、新しい規範の設定、すべてのスタッフへのコミュニケーションスキル教育、新しい行動の実践と強化、個人の指導が含まれます[66]。

　クラークらは、**図2**のように、看護教育と実践における礼節を大切にする概念モデルを示しました[67]。そのモデルの左側は、衝突を解決するための救済策、対応、かかわる機会が見落とされたり、回避されたり、管理が不十分だったりした場合に発生する可能性のある、エスカレートする負のスパイラルを示しています。その結果、お互いを非難し合う丁寧でない組織文化になる可能性があります。

　一方、モデルの右側は、かかわる機会をうまく捉え、実施し、管理することにより、忙しい中にあっても、礼儀正しく丁寧な文化につながることを示しています。教員、管理

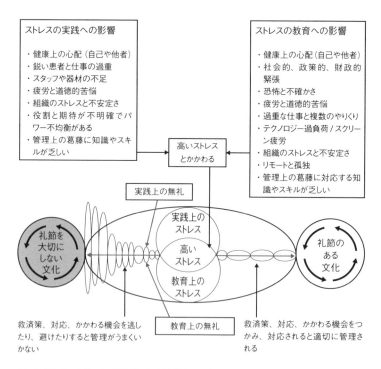

ストレスの実践への影響

・健康上の心配（自己や他者）
・鋭い患者と仕事の過重
・スタッフや器材の不足
・疲労と道徳的苦悩
・組織のストレスと不安定さ
・役割と期待が不明確でパワー不均衡がある
・管理上の葛藤に知識やスキルが乏しい

ストレスの教育への影響

・健康上の心配（自己や他者）
・社会的、政策的、財政的緊張
・恐怖と不確かさ
・疲労と道徳的苦悩
・過重な仕事と複数のやりくり
・テクノロジー過負荷／スクリーン疲労
・組織のストレスと不安定さ
・リモートと孤独
・管理上の葛藤に対応する知識やスキルが乏しい

高いストレスとかかわる

実践上の無礼

実践上のストレス

高いストレス

教育上のストレス

礼節を大切にしない文化

礼節のある文化

救済策、対応、かかわる機会を逃したり、避けたりすると管理がうまくいかない

教育上の無礼

救済策、対応、かかわる機会をつかみ、対応されると適切に管理される

Adapted Clark and Olender © 2010, Clark©2021Revised

Clark, C.M, Olender, L. Cardoni, C&Kenskl, D：Fostering civility in nursing education and practice；Nurse leader perspectives, Journal of Nursing Administration, 41(7/8), 2011, p.324-330. の内容を筆者が翻訳し作成

［図2］看護教育（看護実践）における礼節を大切にする概念モデル

者と学生、スタッフがお互いに協力して衝突を解決し、忙しさの中にあっても丁寧さを心がけることによって、より安全で丁寧な礼儀正しい環境が生まれることを示しています[68]。

　忙しいからといって、大きな声で怒鳴り合ったり、いらだちをぶつけるかのように大きな物音を立てたり、ドアを大きな音を立てて閉めたりというような行動の1つひとつを見直し、逆に忙しいからこそ丁寧に振るまうことで、礼節の組織文化を保つことが重要です。

　クラークは2021年に、COVID-19禍の内容を反映した最新版のモデルを公表しました。感染拡大に伴う自己や他者の健康上の不安、組織の不安定さ、特に教育では、テクノロジーの活用やリモートによる孤独などがストレスに反映されており、このように高いストレス状況では、負の感情に振り回されないためにも、より丁寧な対応が求められます。

11　価値観と倫理

　価値観とは倫理的意思決定の枠組みになる考え方です。フライは、個人的価値観、文化的価値観、専門職としての価値観について、次のように概説しています[69]。

　●個人的な価値観は、育った環境、宗教的・政治的信条、文化、教育、人生経験によって影響を受け、人により異なる。看護師1人ひとりの個人的価値観は異なり、内省によって自己の価値観を知ることが重要であると同時に、患者や同僚の価値観を尊重することは重要である。

　●文化的価値観は、健康・疾病・医療ケアの提供に影響し、健康促進・達成に関する価値観は文化によって異なる。文化的に表現された価値観を看護師として尊重し、理解することが重要である。

　●専門職としての価値観は、往々にして看護倫理規定で明示される。ICNの規定では「生命、尊厳、人権の尊重は看護に内包されている」と述べている。看護師は、教育のプロセスを通して専門職としての価値観を学び、自らの個人的価値体系の中に取り込んでいく。

12 患者の価値を尊重するということは

1. 文化的価値観の違い

　米国で受けた倫理の授業で用いられた事例を紹介します。典型的なケースとして取り上げられたものです。

　乳児の健診に訪れたアジア系難民の子どもの背中に軽度のやけどを見つけた白人の看護師は、虐待を疑い、子どもを母親から引き離して施設に収容し、これ以上子どもが被害を受けないように対応をとろうとしました。あなたは、どのように考えますか。

　背中の軽度のやけどは、日本でいうとお灸でしょうか。私は、夜泣きがひどい赤ん坊でしたので、祖母が私の背中にお灸をすえたと母から聞いたことがあったので、ピンと来て発言し、驚かれました。この事例では、母親が育った地域の文化で夜泣きに効くと考えられているコイン療法（熱したコインを夜泣きする乳児の背中に置く）というものを母親が行っていたのです。

　母親は知識がないので（英語で話せないと、そのように誤解される）、このような非科学的な方法で子どもに不利益をもたらしているという意見もありました。しかし、母

親の健康に対しての価値も尊重する必要があります。また、子どもに害が及ばないようにするために、母親に別の方法があることを伝える意見もありました。例えば「日中、公園で遊ぶ時間を増やしたり、起きている時間を増やす工夫をしたりすることで、夜泣きが減るのではないか、しばらく様子を見てみましょう」とコイン療法以外の方法を提案し、1週間後にクリニックに来てもらい様子を確認します。その際に、赤ん坊の背中のやけどの数が増えている、深刻になっているとなれば、虐待を想定した対応も検討するというようなことが話し合われました。

2. 医療者の言うことを聞いてくれない 患者というレッテル

慢性疾患が重症化して何度も入退院する患者さんに、私たちの言うことを聞いてくれない患者さんというレッテルを貼っていないでしょうか。このような事例に遭遇したことがあります。

和田さん（仮名）は50代の男性で、重度の糖尿病です。糖尿病コントロールがうまくいっておらず、足先の壊疽が進み、切断する目的で入院されました。和田さんは「足の切断はしたくない。できるだけかかとを残してほしい」と希望しました。

医師の間では議論が分かれ、上位まで切断したほうがい

いのではという意見もありましたが、主治医は和田さんの希望を聞き、足先のみの切断術を行いました。しかし、術後の状況は良好とはいえず、看護師はむしろ和田さんに希望をもたせてはいけないと考えました。もう一度手術をして上位から切断する必要を受け入れてもらうため、いかに傷の周囲の色が悪いか、循環不全を起こしていて難しい状況なのかというようなことを、傷の消毒の度に伝えている状況でした。

　和田さんは自暴自棄になっていて、時に暴言も見られ、病棟では問題の患者さんとして事例が示されました。和田さんは独身で、遠く離れたところにお姉さんが住んでおり、お見舞いに来てくれるのは、お姉さんだけです。日頃は、車を運転して営業の仕事をしているということでした。皆さんはどのように考えますか。なぜ和田さんは、かかとを残してほしいと希望されたのでしょうか。

　そうです、かかとが残っていると、これまで通り車を運転して仕事ができるからではないでしょうか。患者さんを中心に考えるということは、病状から見て理不尽であっても、なぜ患者さんがそのような主張をし続けるのか、患者さんが何を大切にしているのかを理解して、それが大切にできるような方向で折り合いをつけることだと思っています。

　主治医はそれをくみとって足先の切断にとどめたわけです。傷の状態がよくないとしたら、循環を促すケアの方法や、少しでも状況が好転する方法をチームで考えて、実施

していくことが重要ではないかと思った事例です。

3. チームで患者の希望をかなえる

　出産間際の女性に突然、呼吸器系の腫瘍が見つかり、手術を行い、無事出産することができました。患者さんから、「生まれたばかりの子どもに授乳したい」と言われた受け持ち看護師は「そんなことは無理。化学療法を一刻も早く開始を」と思いつつも、がん看護専門看護師、薬剤師、医師と集学的にかかわりました。そして、薬剤師が母乳透過性のない治療薬を調べ、患者さんの希望を可能にしたそうです。患者さんは「これで治療を頑張れます」と、意欲を示されたという事例があります。

　ひと昔前だと「お母さんになったのだから、自分の治療にまず専念して健康になりましょう」というように、医療者側の考えるベストを基本に説得していたものですが、患者の意向を尊重すべくチームが協働して、患者の希望をかなえるという時代に変わっていることに感動した事例です。

　医療者側だけの判断ではなく、エビデンス（科学的根拠）を患者と共有して、一緒に治療方針を考える共同意思決定（シェアード・ディシジョン・メイキング）が推奨されています。当事者が参画することで、新たな意味や価値、動機を生み出すといわれています70)。

13 倫理的に考える際のポイント

　人口減少、情報化社会、グローバル社会の進展により、価値の多様化が急速に進んでいます。「あうんの呼吸」というような言葉も、もはや死語になり、日本の国内に暮らしていても、属する世代、組織における異なる価値観の中で葛藤が生じることが多くなっています。まさに価値観が異なるからこそ倫理が必要であり、「討議」ではなく、価値をすりあわせていく「対話」が求められています。

　ウエストンは、善か悪かではなく、善か、もう1つの善かという視点で考えることを推奨しています。すなわち「どの立場が正しいのか」ではなく、「それぞれの立場はどこが正しいのか」を考え、なぜそうなのかを理解することによって、別の方法を見出すことができるとしています[71]。

　ガーゲンは「怒りとは、自分は正しいという狭量な考え方にしがみつくために支払う代償である」というジョン・カバットジンの言葉を引用し、全く対立のない状態をつくり出すことではなく、互いの根絶にまで至ることのないような対立へのアプローチの方法を見つけることの重要性を述べています[72]。

　さらに「人間社会では、つねに意見や関心の違いが生じ

る。しかし、私たちはみな互いに依存しあっており、この小さな惑星で共存しなければならないというのが、今日の私たちにとっての現実である。だからこそ、個人同士であれ、国家間であれ、利害の違いや衝突を解決する賢明で知的な唯一の方法は、対話を行うことなのである」というダライ・ラマの言葉を引用し、隔たりや敵意をもたらす境界を乗り越え、対話し、協働の可能性を回復し、新たな善を生み出すことの必要性に言及しています[73]。

　グローバル化の進展により、価値の多様化による課題が顕在化し、倫理のアプローチについても、既存の原則を至上とする考え方や対立型の考え方から脱却し、相手の意見や価値観に関心を持ちながら協調的に解決していく方向に変化してきています。

　服部はウエストンの著書から、倫理学する上でのヒントを、以下のようにまとめています[74]。

- 耳を傾けて独断を避ける
- 自己正当化を急がない
- 権威を後ろ盾にしない
- 規則を疑う
- 選択肢を広げる
- 不可能であっても理想的なことをまず大胆に発想して、そこから現実味のあるところまでゆっくり戻る
- AかBかに二極化しない（ジレンマ型思考から脱する）
- 創造力の届く範囲を広げる

また、ウォルトンは臨床で倫理的相談をするためのポイントを挙げています[75]。いずれも「自分だけが正しい」という独断を脇において、多様な意見を自ら求め、これまでの方法に限定せず、最善を探究していく視点が共通していると考えます。

　日本語では「折り合いをつける」という表現がありますが、まさに自己の立場や考えに固執して対立を続けるのではなく、各々の立場から折り合いながら、あるいは創造的に最善を考えることが重要です。

倫理的相談をするためのポイント

　組織の中で倫理的葛藤に直面した際、どのようにその解決に向けて働きかけるかについて、ウォルトンの示したポイントを基に**表3**（p.90）を示しました。1人で抱え込むのではなく、あえて異なる視点から考えてみること、病院や組織の理念、患者を中心とした視点で考えてみること、そして、個人対個人の対立ではなく、お互いに共有すべき価値は何かを考えてみることが重要です。

［表3］倫理的相談をするためのポイント

1. 組織の方針を知る

自分の所属する組織の目的、大切にしている価値観、誰にまず相談するのかを考えて行動する。

2. 異なる視点をさぐる

信頼できる同僚と倫理的な心配事について考え、その状況における個人的な考えを求める。また、この相談事に関する異なる考え方を求めたりさぐったりする

3. すべての関係者の価値を考える

この状況にかかわるすべての人の価値観（意見）や影響を考えてみる

4. 価値や患者を中心とした視点でまとめる

相談をはじめる準備ができたら、感情的あるいは力関係の視点ではなく、倫理的な心配事として表現し、感情や役割というより、価値や患者を中心とした目標からまとめる

5. 専門職の責務の視点

個人の意見やケア計画への反対というより、専門職の責務としてまとめる

6. 他の価値（見方）について求めたり、傾聴したりする

意図的に異なる価値観（視点）について意見を求めたり、話を聞いたりする

7. 前向きにまとめる

1〜6を総合して、他の人に対しての感情的な批判等ではなく、前向きな視点で表現する

Walton M：Ethics Consultation, In J. Barnsteiner, J. Dishe., & M.K. Walton；Person-and family centered care, Sigma Theta Tau International, Indianapolis, 2014, p. 271-273.の内容を筆者が翻訳し作成

14 倫理のアプローチ
ジレンマと倫理原則を超えて

　これまでの倫理学と多くの倫理教育が暗黙のうちに前提としているレストの倫理的推論の4段階モデル、道徳上の認識→道徳上の判断→道徳上の意図→道徳上の行動、という前提は、倫理に反する意思決定の原因となる重要な要素が見えにくくなると批判されるようになってきました[76]。

　つまり、倫理的感受性にかかわる目の前の事象が倫理にかかわるものと捉えられていない場合や、倫理が関係していると思わなければ、倫理原則に照らし合わせて考えるという行動に結びつかないということです。

　1990年代に米国で看護倫理を学んだ際、授業で毎回、倫理原則の1つひとつに関するレポートを書くという課題が出されました。当時は、自律、善行、無害、正義の4つの原則を（米国型4原則）を理解して、事例を分析し、どの原則が対立しているかという視点から事例を考えるということが倫理教育の中心として行われていました。

　しかし、近年の複雑な医療問題を考えるとき、原則の対立だけを考えたのでは、直面している問題の解決には至らないことが明らかになってきました。つまり、常に自律（患者の意向：人工呼吸器をつけたくない）と善行・無害

（治療：人工呼吸器をつけなければ、呼吸状態が悪化して死に至る）の原則が対立するということになり、現実の問題の解決には至りません。さらに、米国型4原則と異なり、1998年にEUの欧州委員会に対して提言された欧州型4原則は、自律性、尊厳、不可侵性（integrity）、弱さ（vulnerability）としており、それぞれに独自の原則が含まれています[77]。

　現時点で用いられることの多い3つのアプローチ（**表4**）を比較してみると、いずれも情報の整理の手段にすぎず、最終的にはよく考えることが重要です。誰と、どのような場で考えるか、何を目的に考えるかによって、方法を選択する必要があります。

　例えば、弁護士等も含めた多職種が集まり、患者の最善の療養の場について限られた時間で協議するようなとき、自分の思いを長々と語り始めても有効とはいえないでしょう。また、新人看護師の1年の締めくくりで、心に残った患者さんについて4分割表で分析するよりも、何が心に残ったのか、どういう気持ちでかかわったのかナラティブを共有するほうが、自分の経験を意味づけたり、他の1年目のスタッフやプリセプターと共有するうえでは、意義があると考えます。

　すなわち、1つの方法だけに精通しても、臨床や教育の場では十分とはいえず、対象や場面、目的に適した方法を選択して用い、いずれの方法もよく考えるということが不可欠です。

[表4] アプローチの種類

	倫理原則	枠組みの利用	ナラティブ
方法	倫理原則に基づいて、問題点を整理	ジョンセンの4分割表に代表される、一定の標準化した枠組みをもちいて検討	毎日の実践における、各々の患者の人生において展開する物語を語ったり記述したりする
留意点	問題の分析には役立つが、判断を導くわけではない どの原則が優先されるかは、個別の事例で異なる	枠組みに沿って、情報の整理はできるが、結論を導くことができるわけではない	物語には、批判的省察が重要。ファシリテーターによる、「なぜそのように考えたか」「それにどのような意味があるか」というような、考えや経験を引き出す問いが重要
適用	倫理原則の概念を学び、考える	多職種で問題解決に向けて話し合う場	自分の実践を振り返り意味づける

宮坂道夫：医療倫理学の方法 第2版，医学書院，2011, p.41-68.の内容を参考に筆者作成

第2章は、2018年の日本循環器看護学会・第15回学術集会で行った教育講演「循環器看護における患者–看護師関係と倫理」に加筆した。

引用文献
1）和辻哲郎：人間の学としての倫理学，岩波書店，2007, p.17.
2）David B. Resnik：What is Ethics in Research & Why is it Important?, National Institute of Environmental Health Sciences, 2015.（https://www.niehs.nih.gov/research/resources/bioethics/whatis/index.cfm）
3）ジョナサン・ハイト著，藤澤隆史，藤澤玲子訳：しあわせ仮説 古代の知恵と現代科学の知恵，新曜社，2011, p.237-241.
4）前掲3），p.242-243.
5）リチャード・テイラー著，古牧徳生，次田憲和訳：卓越の倫理 よみがえる徳の理想，晃洋書房，2013, p.xi.
6）前掲5），p.307-308.
7）横山れい子：アリストテレスの倫理学説 幸福すなわち「よく生きること」の問題をめぐって（上），一橋研究，1983, 8(2), p.132.
8）Raymonde J. Devettere：Prudence and living a good life〈Practical decision

making in health care, ethics 4ht, ed. Georgetown University Press, 2016, p. 25-65.〉

9）海原徹：広瀬淡窓と咸宜園，ミネルヴァ書房，2008, p. 34-38.

10）American Association of Colleges of Nursing：The essentials of baccalaureate education for professional nursing practice, 2008, p.26-29.（https://www.aacnnursing.org/portals/42/publications/baccessentials08.pdf）

11）岩間恵子：社会が激変する今こそ，看護の現場を変えるチャンス ニューヨーク在住看護師と考えるwithコロナ時代の看護，ナーシングプラザ.com, 2021.（https://nursing-plaza.com/interview/detail/2080）

12）L. Saad：U.S. Ethics ratings rise for medical workers and teachers,（https://news.gallup.com/poll/328136/ethics-ratings-rise-medical-workers-teachers.aspx）

13）柴田彰，岡部雅仁，加藤守和：VUCA 変化の時代を生き抜く7つの条件，日本経済新聞出版社，2019, p.16-82.

14）手島恵：これからの時代の看護管理 持続可能な開発目標〈手島恵，藤本幸三編：看護管理学改訂第2版，南江堂，2018, p.6〉.

15）日本看護協会：なぜ「倫理綱領」が必要か．（https://www.nurse.or.jp/nursing/practice/rinri/text/basic/professional/need/index.html）

16）札野順：第3章 技術倫理の諸問題と技術者倫理教育〈新田孝彦，蔵田伸雄，石原孝二編：科学技術倫理を学ぶ人のために，世界思想社，2005, p.65-87〉

17）日本看護協会：看護職の倫理綱領，2021, p.1.（https://www.nurse.or.jp/nursing/practice/rinri/pdf/code_of_ethics.pdf）

18）日本看護協会：看護業務基準（2016年改訂版），2016.（https://www.nurse.or.jp/nursing/practice/kijyun/pdf/kijyun2016.pdf）

19）奥野善彦：法律家の立場から改訂「看護業務基準」を考える，看護，2016, 68（12），p.58.

20）前掲18），p.2.

21）日本看護協会編：日本看護協会看護業務基準，日本看護協会出版会，2002, p.7-8.

22）前掲18），p.3.

23）前掲19），p.58.

24）WHO：Framework for Action on Interprofessional Education & Collaborative Practice, 2010.（https://www.who.int/publications/i/item/framework-for-action-on-interprofessional-education-collaborative-practice）

25）京都大学医学部附属病院医療安全管理室：京大病院医療安全情報125「2回チャレンジルール」，2020.（https://www.kuhp.kyoto-u.ac.jp/~wwwrisk/news/jyohou125.pdf）

26）Rosalie A. Kane, Arthur L. Caplan, ed.：Everyday Ethics, Resolving Dilemmas in Nursing Home Life, Springer Publishing Company, 1990, p.315.

27）Lucia D. Wocial：Finding a voice in ethics, Everyday ethical behavior in nursing.〈Connie M. Ulrich：Nursing Ethics in Everyday Practice, Sigma Theta Tau International, 2012, p.37-48〉

28）前掲10），p.26-29.

29）髙島庄太夫：大阪大学大学院医学系研究科・医学部 教授リレーエッセイ「最後まで残る感覚、聴覚について」．（http://www.med.osaka-u.ac.jp/introduction/relay/vol44）

30）L.Koopmeiners, J.Post-White, S.Gutknecht, et al.：How healthcare professionals contribute to hope in patients with cancer, Oncology nursing forum, 1997, 24（9），p.1507-1513.

31）T. Ward：Dean Ornish on Love and Connection（the Touchy-Feely Stuff），Medscape, 2016.（https://www.medscape.com/viewarticle/863055）

32）木村利人：バイオエシックス・セミナー2 プリーズ・レット・ミー・ダイ，看護学雑誌．1984,（48）2, p.221-224.

33）笠原次郎：コロナ重症化の男性、懸命治療で回復「感謝してもしきれない」医療従事者の負担痛感，神戸新聞NEXT, 2021年1月8日．（https://www.kobe-np.co.jp/news/touban/202101/0013990644.shtml）

34）宮内庁：皇后陛下のおことば 日本看護協会創立50周年記念式典，主な式典におけるおことば（平成8年），1996年11月16日．（https://www.kunaicho.go.jp/okotoba/01/okotoba/okotoba-h08sk.html）

35）Teshima, M., Egan, E.,＆Burn, K：The effect of hand massage in producing relaxation and decreasing anxious behavior in persons with dementia, Japan Academy of Nursing Science second International Research Conference Kobe, Japan, 1995.

36）金井良太：脳に刻まれたモラルの起源，岩波書店，2013, p.1-13.

37）シャスティン・ウヴネース・モベリ著，瀬尾智子，谷垣暁美訳：オキシトシン普及版．晶文社，2014, p.33.

38）前掲37），p.36-39.

39）Fiona Kerr, Rick Wiechula, Rebecca Feo, Tim Schultz, Alison Kitson：Neurophysiology of human touch and eye gaze in therapeutic relationships and healing: a scoping review, JBI Database System Reviews and Implementation Reports, 2019, 17（2），p.209-247.

40）山口創：人は皮膚から癒される（Kindle版），草思社，2016, p.134-138.

41）文化庁文化部国語課：言葉のQ&A「情けは人のためならず」の意味，文化庁月報，2012年3月号，No.522.（https://www.bunka.go.jp/pr/publish/bunkachou_geppou/2012_03/series_08/series_08.html）

42）David R. Hamilton：The five side effects of kindness, Hay House UK, 2017, p.50-53.

43）前掲37），p.33.

44）Harvey Cushing：The Life of Sir William Osler, Volume 1, Oxford University Press, 1956, p.22.

45）P.M.フォルニ著，大森ひとみ監修，上原裕美子訳：礼節「再」入門，ディスカヴァー・トゥエンティワン，2012, p.216-222.

46）前掲45），p.219.

47）前掲45），p.221.

48）Arieh Riskin, Amir Erez, Trevor A. Foulk, Amir Kugelman, Ayala Gover, Irit Shoris, Kinneret S. Riskin, Peter A. Bamberger：The Impact of Rudeness on Medical Team Performance: A Randomized Trial, Pediatrics, 2015, 136（3），p.487-495.

49）クリスティーン・ポラス著，夏目大訳：Think CIVILITY「礼儀正しさ」こそ最強の生存戦略である，東洋経済新報社，2019, p.29.

50）前掲49），p.69.

51）Ann Gallagher：Slow Ethics and the Art of Care（Emerald Points）（Kindle版），Emerald Publishing Limited, 2020, p.13.

52）WHO："Individualized, supportive care key to positive childbirth experience, says WHO" News release, 2018/2/15.（https://www.who.int/mediacentre/news/releases/2018/positive-childbirth-experience/en/）

53）2021年度改訂版 看護チームにおける看護師・准看護師及び看護補助者の業務のあり方に関するガイドライン及び活用ガイド, 2021, p.16.

54）ケネス・J・ガーゲン著，鮫島輝美，東村知子訳：関係からはじまる 社会構成主義がひらく人間観，ナカニシヤ出版，2020, p.404.

55）Bruce D. Perry：Fear and Learning: Trauma-related factors in the adult education process〈Sandra Johnson, Kathleen Taylor：The Neuroscience of Adult Learning, Jossey-Bass, 2006, p.21-27.〉

56）前掲54），p.408-409.

57）渡邉美香：急性期医療施設における看護師と看護助手の協働に向けた職場環境の再構築，千葉大学大学院看護学研究科修士研究報告書，2021.

58）山田楼子：看護補助者の能力開発と協働促進に向けての取り組み，千葉大学大学院看護学研究科修士研究報告書，2020.

59）坂本史衣：「新型コロナの院内感染を防ぐ司令塔として。最前線がたどった〈けものみち〉#コロナとどう暮らす」，婦人公論.jp. 2020年7月20日.（https://fujinkoron.jp/articles/-/2306）

60）岩間恵子：特別講演 千葉大学大学院看護学研究科 病院看護システム管理学交流会，2020年9月20日.

61）コリン・パウエル，トニー・コルツ著，井口耕二訳：リーダーを目指す人の心得，飛鳥新社，2017, p.XX.

62）Joyce E. A. Russell：Career Coach: How to cultivate civility in the workplace, The Washington Post, 2012/6/17.（https://www.washingtonpost.com/business/capitalbusiness/career-coach-how-to-cultivate-civility-in-the-workplace/2012/06/15/gJQA6YIjjV_story.html）

63）Cheryl Dellasega：Toxic Nursing, Second Edition: Managing Bullying, Bad

Attitudes, and Total Turmoil（Kindle版）．Sigma Theta Tau International, 2020, p.28-30.

64）Christopher M. Petrilli, Sanjay Saint, Joseph J. Jennings, Andrew Caruso, Latoya Kuhn, Ashley Snyder, Vineet Chopra：Understanding patient preference for physician attire: a cross-sectional observational study of 10 academic medical centres in the USA, BMJ Open, 2018.（https://www.ncbi.nlm. nih.gov/pmc/articles/PMC5988098/）

65）Johns Hopkins Medical Management Corporation：JOHNS HOPKINS MEDICINE INTRASTAFF, Orientation Manual and Employee Handbook, 2018.（https://www.hopkinsmedicine.org/intrastaff/_docs/complete-handbook-2021.pdf）

66）前掲63），p.28-30.

67）Clark, C.M, Olender, L. Cardoni, C & Kenskl, D：Fostering civility in nursing education and practice；Nurse leader perspectives, Journal of Nursing Administration, 41(7/8), 2011, p.324-330.

68）前掲67），p.324-330.

69）サラ・T・フライ：倫理の概要〈インターナショナルナーシングレビュー．21(5)（88）日本看護協会出版会，1998, p.18-25〉.

70）前掲54），p.394.

71）アンソニー・ウエストン著，野矢茂樹，高村夏輝，法野谷俊哉訳：ここからはじまる倫理，春秋社，2004, p.74-79.

72）前掲54），p.434-435.

73）前掲54），p.442-446.

74）服部健司，伊東隆雄編著：医療倫理学のABC，第4版，メヂカルフレンド社，2018, p.32.

75）Mary K. Walton：Ethics Consultation〈Jane Barnsteiner, Joanne Disch, Mary K. Walton: Person and family centered care, Sigma Theta Tau International, 2014, p.271-273〉

76）マックス・H・ベイザーマン，アン・E・テンブランセル著，池村千秋訳：倫理の死角 なぜ人と企業は判断を誤るのか，NTT出版，2013, p.41-44.

77）宮坂道夫：医療倫理学の方法 第2版，医学書院，2011, p.44-48.

column

大切なことは何か

2007年10月に東京都看護協会では1年目の看護師を対象とした看護倫理の研修が実施された。参加した1年目の看護師約70人に、4月から勤務を始めてそれまでの約半年間に経験した、「看護で大切だと思ったこと」について書いてもらい、6人のグループに分かれて話し合い議論してもらった。

　いろいろな初々しい声が聞けた中で、強く印象に残っている話を紹介したい。ある日、苦痛の強い状況にある患者さんに、「あなたがいつも来てくれていたのはわかっていたのよ。あなたが来てくれた日にはスリッパがちゃんと、はきやすくそろえてあるもの」と言われたと。環境整備、患者さんの手が届く位置にナースコールを置いたり、くず物入れの位置を整えたりすることは、実習で最初に臨床に出たときに大切さを学んだ。点滴の滴下数を合わせたり、処置の介助に追われたりする毎日の忙しい仕事の中で、この基本中の基本を大切にできているか。患者さんは、ちゃんと見ているということ。そして、彼女の語るその話を通して、ほかの新卒の仲間の看護師たちも、改めて、大切なことを確認する機会になった。このような、ちょっとした相手に対する気遣いが、患者さんがつらい現実を受け入れる勇気になったり、痛みを和らげたりすることにつながるのだが、忙しさに追われていると後回しになりがちなことでもある。それぞれの「看護で大切だと思ったこと」についてのお話をうかがいながら、なんだか私の心も温かくなった。

　問題を取り上げて、それに対して対応策を検討することも、もちろん大切である。しかし、差し迫った問題の原因を分析し、対応策を検討し解決することを続けていくだけでは、すべての問題に対応することは到

底できない。

　日頃から、何がよいことなのかという価値観を組織に所属する人たちにわかるようにしていくことが、組織をさまざまなリスクから救う予防倫理の第一歩であるといわれている。問題のあった事例ばかりを分析するのではなく、折に触れ、「よかった」と思える事例も、なぜそれが大事なのか、なぜうまくいったのかを考えることで、忙しさの中で忘れそうになる本当に大切なことを思い出させてくれるのではないだろうか。忙しくて時間がないからこそ、こういう何が大切なことなのかを考える時間や機会が重要になってくる。

（看護　2008年1月号　p.102　加筆修正）

第 3 章

看護管理と倫理

1　管理と倫理−価値観の共有

子曰、道之以政、斉之以刑、民免而無恥。道之以徳、斉之以礼、有恥且格。

　冒頭の文章は、論語の「為政第二」の第三です。法令禁止などの小手先の政策を用い、また治めるために刑罰で統制していくならば、人々は法律の穴を見つけ、すり抜けることを恥ずかしいとも思わないでしょう。しかし、徳をもって導き、礼（社会規範）で治めるならば、人々はその身を正すようになるという意味です。

　法律と倫理の相違について、法律は社会の秩序を保つために、最低限の決まりを示したものです。強制力があり、法律に反する場合は罪に問われます。それに対し、倫理は善いことの探究です。倫理に反する場合は罪に問われるというより、何となく居心地が悪かったり、集団の中でペナルティーを受けたりします。

　ともすれば、決まりや取り締まりが厳しいほうが統制をとることができるように考えがちですが、三沢と山口の研究結果は興味深い示唆を与えてくれます。

　規範の厳しい工場と、そうでない工場の遅刻を比較した研究で、必ずしも決まりの厳しい工場の遅刻が少ないわけ

ではなく、規範を皆と同じように認知して内在化した者が規範に従うということが明らかになりました。この結果から、規範はより厳しくなったとしても、高い実行性をもつには至らないかもしれず、公式・非公式の活発な議論を通じて集団全体での規範を共有し、規範に対するメンバーの内発的支持を高めるアプローチが必要と考察されています[1]。

　すなわち、人を統制するために、ルールをたくさんつくって、人をそれに従わせるために違反を取り締まったり、罰則を課したりするのではなく、所属するメンバー全員が大切な価値を共有できるようにすることが管理者の重要な役割です。

　価値観が十分浸透している組織では、従業員の意欲が高く、「倫理的価値観は広く散らばった組織をまとめていく接着剤」と表現されています[2]。倫理的な問題には、価値観の相違などによるものが多く、対立が生じてしまってからの対応は困難を極めます。管理者として、倫理的問題が起きにくい組織をいかにつくるかという視点が重要と考えます。

　実際の取り組みを2つ紹介します。

　酒井は、前年度の手術室の業務日誌に記述された倫理的問題を分析し、それらをスタッフ全員と共有し、どのような手術室にしたいか問いかけ、大切な価値観を全員で決めて実践の基盤とし、評価を行いました。その結果、前年度

に比べ、インシデント件数が減少したり、超過勤務時間が減少したりするとともに、スタッフの看護に対する気持ちが高まったという報告があります[3]。

　組織の価値観は、トップが会議室に集まってブレインストーミングをしてできるものではなく、すべての階層の従業員が強調したい価値観に積極的に反応しなければ、努力が実を結ばないと述べられています[4]。手術室の師長や主任のみならず、すべてのスタッフから、どのような手術室の看護をしたいか聞きとり、重要な価値観を明らかにした、その過程が成果に結びついたと考えられます。

　亀井は看護部長の立場から、その人の本来の生き方やその人らしさを引き出し、尊厳のある看護を提供するために、日常に潜む倫理的問題に気づき、行動に移せる組織をつくりたいと考え、倫理研修を実施しています。

　看護補助者を含むすべての看護職員が研修に参加できるよう、11月を倫理月間と定め、8回の研修をラダーⅤ以上のスタッフが担当し、実施してきました。グループワークでは、尊厳について改めて考え、「目を見て話す」「QOLを考える」「できることは見守る」などを実践するうえで大切なこととして、共有していきました。

　毎年の研修が7年目を迎えた今では、おかしいと気づいたことを部署で話し合う組織風土ができ、「誰目線で仕事をするのか（患者中心の看護であるか）」という基本的価値が共有されたと報告しています[5]。

2 なぜ価値観の共有が重要なのか

　価値観を基にした管理が求められる論理的根拠について、ドリスコルらが2000年に9点を挙げて説明しています。[6) 20年経った現在、ますますこれら9点の重要性は際立ってきました。この視点から、日本の医療や看護をとりまく現状について考えてみたいと思います。

1. 多様性

　年齢、ジェンダー、育った文化などが異なる人と仕事をする機会が増加しています。さらに、臨床でも地域でも、組織や職種の壁を越えて協働することが求められるようになりました。ものごとに対するとらえ方や対応の仕方が、必ずしも自分と同じではない、むしろ対照的な考えをもっている場合も少なくありません。

2. グローバリゼーション

　外国人労働者、インバウンドで海外から受診する患者さん、観光客の増加などにより、国内にいてもグローバル化

の影響を感じることが増えています。異なる文化で育った人は、倫理的問題に対して、広範な反応の違いを示すことがあります。

　また、インフォームド・コンセントや感染管理のあり方など、グローバル・スタンダードの中で評価されることが増えています。何が倫理的行動なのかを、かかわるすべての人たちに理解できるように示すことが求められています。

3. コスト削減圧力

　医療費抑制政策の中、医療を取り巻く経営は、ますます厳しい状況におかれています。

　組織の中で最も多い人員を抱える看護部門は、ともすれば人員削減の圧力にさらされます。組織全体が何を価値とするか明確に共有されていなければ、あるいはそれへの貢献が明確になっていなければ、患者さんの安全や満足より経済性が優先され、過度な人件費削減が行われる可能性があります。

4. バーチャルな労働環境

　訪問看護やリモートワークの推進により、職場を離れて仕事をする機会が増えています。病院などの組織の中で仕事をする場合は、いろいろな人の目があり、共通の組織の

行動規範に照らして、相互に考えることが可能です。

　一方、訪問看護のように、管理者がいる職場を離れた遠隔地で、1人で仕事をする場合は、判断や行動によりいっそう自律が求められます。そのため、組織の行動規範や共通の価値観が内在化できるような機会をつくる必要があります。

5. 戦略的な連携

　短時間勤務をはじめとする多様な働き方をする人が増え、仲間として同じ目標を共有して働いたり、組織文化をふまえた仕事をしたりするためには、連携のための意図的な取り組みが必要となっています。また、多様な価値観を背景とする他職種との協働についても、戦略的に連携するという意識が、ますます重要となっています。

6. チームワーク

　階層性の組織からフラットなチームに変化し始めています。かつては職種や職位で階層がつくられていましたが、今はその人がもっている能力によって、誰がリーダーシップを発揮するかが決まるようになってきました。

　また、地域包括ケアシステムの発展により、自分が所属している組織以外の人々との協働が求められます。

7. 企業家精神

訪問看護ステーションの運営などを通して、看護職が企業家として組織を運営することも珍しくありません。何に価値をおくのかによって、組織の運営は大きな影響を受けてしまいます。

組織の構成員の成長や提供するサービスの質の向上に投資するなどの姿勢が、結果的に良質な人材を引きつけ、定着を促し、経営に貢献することになります。

8. 規制緩和

法律や政府の方針が唯一完璧なよりどころではなくなってきており、価値観が多様化する中で、組織の規範や自主規制が重要な意味をもつようになってきています。

9. 競争する24時間メディア

メディアは競争してほかのメディアがまだ入手していない情報を報道しようとします。

医療事故が発生したときの対メディアにおいては、初期対応を誤ると、間違った報道をされたりなど大変なことになってしまいます。正確な情報が公開されるよう、管理者の姿勢が問われます。

前述の1〜9で示したように、社会の変化のスピードが速く、複雑化した様相を呈している中で、多様な人材を管理し、成果を上げていくためには、ルールや規律を厳密にしたり、短期的利益や目先の数値目標達成を重視する方法では限界があります。

　組織に所属する1人ひとりが、何のために自分は存在しているのかを自覚して、自分を律し、組織に貢献するという目的主導型の管理が有効であると考えます。

　成功している目的主導型の組織は、次の2点の要素が共通していると報告されています[7]。

　第1に社会で果たすべき自分たちの使命をはっきり自覚している。第2にすべての従業員に尊敬と敬意をもって接し、一個の人間として自律を促し、価値を尊重する組織を構築することにコミットメント（積極的にかかわる）しているということです。

　例えば、トヨタ自動車は1980年代後半、米国自動車メーカーの半分の時間とコストで新車を開発し、製造していましたが、その管理手法に注目した米国の研究者たちは、トヨタの工場を頻繁に見学に訪れました。研究者が取材内容を分析して書かれた書籍は少なくとも300冊、学術論文は3000本以上あるといわれています[8]。

　トヨタの組織管理の中核をなす価値の1つに、強力な平等主義的文化と「人の尊重」が挙げられています[9]。これらの価値観によって培われたトヨタの組織文化が、チーム

ワークへの信頼を育み、インクリメンタル・イノベーション（既存の技術を用いて改善を積み重ね、漸進的に進歩すること）を生み出したと考えられています[10]。

病院組織においても、外部評価を受けるために理念を掲げることは浸透してきました。しかし、それが職員1人ひとりに理解され、毎日の仕事に反映されるようにするためには、理念を壁に大きく掲げたり、名札の裏に理念カードを入れたりするだけでは十分とはいえません。

折に触れ、組織の目的や価値について共有する機会をもつなど、管理者や専門職だけではなく、組織にかかわるすべてのステークホルダー（外部委託業者や実習生等も含む）が組織の目的や価値観を理解し、目的の実現にコミットメントすることが可能になるような工夫が必要です。

組織の目的や存在意義と自分の仕事とを照らし合わせ、自分の仕事に意味があると思えることが、仕事への興味や喜びにつながっていくのです。

＊価値と価値観
　価値観とは、価値（value：善、悪、好ましい、好ましくない）を判断する際のものの見方。

3 倫理的な問題が起こりにくい組織づくり

　2004年にメイヨークリニックを訪問した際、当時、メイヨークリニックでは院内の倫理的問題に対応する倫理サービスが機能し始めていました。この倫理サービスが機能していることが、メイヨークリニックに対する訴訟が少ない理由だと、中心メンバーの看護師が誇らしげに説明してくれました。

　なぜ委員会にしないのかというと、委員会を開催して対応するよりも、日常の倫理的な問題に迅速に取り組むことから、あえてサービスという名称にしたそうです。外来からスタッフルームまであらゆる場所に、倫理的問題の解決が必要になったらかける電話番号を明記したパンフレットが置いてありました。

　倫理サービスが立ち上がった年は、15件に上る相談があり、深夜にメンバーを招集して対応したこともあったそうです。しかし翌年は、その15件の倫理的問題の内容を分析し、複数の相談が寄せられている部署を特定し、出向いて相談や研修を実施したり、全体で共通する問題について全職員対象の研修を行ったりすることで、その年の相談件数は半減、さらに翌年は数件になったそうです。

　日本でも、病院内に倫理的な問題に対応する委員会組織をもつことが普及しています。問題になってから、それを検討するのみならず、組織でどのような倫理的問題が生じているかを分析し、潜在的な問題を見つけ出して、問題になる前に対応するという管理者の姿勢は重要です。

　個人やグループが孤立している場合、組織の規範と異なる規範をつくり、それが非倫理的行動に結びつく土壌になることから、情報の流れを握っている人や、ほかの人たちの行動をコントロールする立場の人に、好ましい価値観を繰り返し伝え、その価値観を定着する方法を見出していくことが重要といわれています[11]。

　組織の価値観と個人の価値観が一致していると、メンバーの職務とパフォーマンスが飛躍的に高まることが研究の結果に示されています（**表1**）[12]。管理者は組織の価値観を明確にし、働く人たちとそれを共有し、個人の価値観と一致しているかを定期的に評価するとともに、一致するよう努力することが重要です[13]。

　コンプライアンスは「法令順守」と訳されることが多いですが、広い意味では、組織が果たすべき社会的責任（Corporate Social Responsibility：CSR）や、倫理的価値観、規範を守ることも含まれています。

　高は、コンプライアンス教育のあり方について述べる中で、参加型で小ケースの共有や、パネルディスカッションをすすめています（**図1**）。職種、年齢、性別など多様な

[表1] 共通の価値観によってもたらされる効果

- 個人の生産性に対する意識を高める
- 会社への忠誠心を高める
- 個人とステークホルダー（関係者）の重要目標についての理解を深める
- 倫理的な行動をうながす
- 勤勉と思いやりの文化を育てる
- 仕事のストレスと緊張をやわらげる
- 会社への誇りを高める
- 自分に期待されることへの理解を深める
- チームワークと一体感を育てる

ジェームス・M・クーゼス, バリー・Z・ボズナー著, 関美和訳：リーダーシップ・チャレンジ [原書第5版], 海と月社, 2014, p.70.の内容を参考に筆者作成

コンプライアンス教育における問題
① 話の内容が常識的と思われていること
② 単なる建前に過ぎないと考えていること

コンプライアンス教育の目的とは役職員の倫理遵法意識の高揚

コンプライアンス教育で伝えること
① コンプライアンスの重要性
② 倫理法令遵守が組織にとってプラスになること
③ 各人がどのように振舞うべきか
④ マニュアル違反や法令違反があった場合の懲罰

初期段階の教育が完了すれば課題別・テーマ別コースやケーススタディを用いた教育訓練を実施すること

- 自社・他社のネガティブケース・ポジティブケース
- その他具体的ケース、パネル討議など

[図1] コンプライアンス教育での工夫

高巖：コンプライアンスの知識, 日本経済新聞出版社, 2003, p.158.より転載

113

背景をもつ報告者を選び、各職場が抱えている共通の問題を話し合う一方、ベストプラクティスやポジティブケースの共有も重要としています[14]。

4 語りを通した価値観の共有

デニングは、「頭」と「心」をつなぎ、聞き手自身の中に自らのリーダーシップを生み出すナラティブの力に注目しました。

組織を変革し、多様な人の自発性を触発し、新しい考え方と変革を理解してもらい、持続する情熱を自ら生み出すリーダーになってもらうために、ストーリーテリング、語りの力を用いるというのです[15)]。一般的に効果の見込まれる手法に、聞き手の抱える問題についてのストーリーを語ることが挙げられています[16)]。

メイヨークリニックで働いている職員が若い頃、上司から靴ひもを通す穴のハトメが汚れていることを注意され、自分は患者や家族に会わない部署で仕事をしているのに、なぜそのような細かいことまで言われるのかと問い返しました。すると上司から「メイヨークリニックの名札をつけたまま外に出て、患者や家族と廊下ですれ違ったり、自分で気づかないうちに患者と接したりして、そのように汚れた靴ひものままクリニックを代表されては困る」と言われ、腹が立ったそうです。

しかし、自分の一挙手一投足、それこそ靴ひもまで、患

者や見舞客に対する自分の姿勢を表していることに気づき、28年経った今でも、サービスの水準を示す際、この話を用いていると述べています[17]。このようにストーリーは時を経ながら、組織の重要な価値を伝え続けていくことがわかります。

引用文献
1）三沢良，山口裕幸：集団規範の実効性に関する研究 出勤時刻に関する集団規範と実際の出勤行動傾向，九州大学心理学研究，2003, 4, p.223-231.
2）ドーン＝マリー・ドリスコル，W.マイケル・ホフマン著，菱山隆二，小山博之訳：ビジネス倫理10のステップ，生産性出版，2001, p.49.
3）酒井富美：大切な価値の共有で看護の質と効率の両立を実現〈手島恵編：看護のためのポジティブ・マネジメント，医学書院，2018, p.142-151.
4）前掲2），p.45
5）亀井とく子：看護倫理の研修を基盤として新人看護職や看護補助者への教育体制を整備〈手島恵編：地域密着型病院の看護管理能力向上 指針と実践，日本看護協会出版会，2019, p.120-124.〉．
6）前掲2），p.37-39.
7）レベッカ・ヘンダーソン著，高遠裕子訳：資本主義の再構築 公正で持続可能な世界をどう実現するか，日経BP日本経済新聞出版本部，2020, p.119.
8）前掲7），p.130.
9）前掲7），p.130.
10）前掲7），p.146-147.
11）マックス・H・ベイザーマン，アン・E・テンブランセル著，池村千秋訳：倫理の死角 なぜ人と企業は判断を誤るのか，NTT出版，2013, p.239-241.
12）ジェームズ・M・クーゼス，バリー・Z・ポズナー著，関美和訳：リーダーシップ・チャレンジ〔原書第5版〕，海と月社，2014, p.70.
13）Barry Z. Posner, Robert I. Westwood：A Cross-Cultural Investigation of the Shared Values Relationship, International Journal of Value-Based Management, 1995, 8（3），p.197-206.
14）高巌：コンプライアンスの知識，日本経済新聞出版社，2003, p.158.
15）ステファン・デニング著，高橋正泰，高井俊次監訳：ストーリーテリングのリーダーシップ 組織の中の自発性をどう引き出すか，白桃書房，2012,

p.1-24.

16) 前掲15), p.294-324.

17) レオナルドL・ベリー, ニーリ・ベンダプディ著, マクドナルド京子訳：
エビデンス・マネジメントとは何か 組織は顧客のためにある, ハーバード・
ビジネス・レビュー, 2003, 28(7), p.72-81.

第 4 章

認知容易性と倫理

1　カーネマンの二重過程理論

　2002年にノーベル経済学賞を受賞した認知心理学者の
カーネマンは、判断と思考について、二重過程理論を示し、
システム1（ファスト、直観、感情）、システム2（スロー、
推論、理性）という表現で説明しています[1]。**表1**は、
各々の特徴を表にしたものです。

　カーネマンは判断と選択を2つのシステムで説明してい
ます。覚醒時、2つのシステムは常にオンになっており、
システム1は自動的に働き、システム2は通常、努力を低
レベルに抑えた快適モードで作動しています。システム1
は印象、直観、意志、感触を絶えず生み出しては、システ
ム2に供給しています。システム2がゴーサインを出せば、
印象は確信に変わり、衝動は意志的な行動に変わります。

　システム1では答えが出せないときに、システム2が駆
り出され、問題解決に役立つ緻密で的確な処理を行います。
このように2つのシステムは、相互に作用して効率的に分
担し、努力を最小化して効率を最大化しています[2]。

　一方、道徳的な判断は、とっさの感情的反応で決まり、
その後、人は意識的に理性を働かせ、自分の判断を正当化
するという研究も報告されています[3]。

[表1] システム1とシステム2の特徴

システム1　感じる	システム2　考える
直観的・無意識的	分析的・意識的
速い・自動的	遅い・努力が必要
連想的・感情的	思考的・論理的・明示的
マルチタスク	シングルタスク

ダニエル. カーネマン著, 村井章子訳：ファスト＆スロー（上）, 早川書房, 2014, p.41-59.の内容を参考に筆者作成

　図1で示していますように、人間は慣れ親しんだものが好きで、認知が容易なときは、機嫌がよく、好きなものを見ていて、聞いていることをもっともだと思い、直感を信用し、慣れ親しんだ心地よい状況だと感じ、リラックスしていてあまり深刻に考えようとしていないかもしれません。

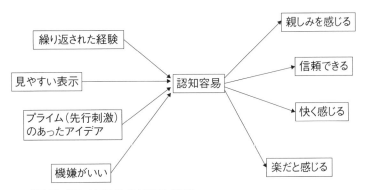

[図1] 認知容易性の原因と結果

ダニエル. カーネマン著, 村井章子訳：ファスト＆スロー(上), 早川書房, 2014, p.111. より引用

逆に、認知負担を感じているときは、慎重で疑り深くなっていて、ふだんより多くの努力を払い、緊張し、エラーを犯しにくく、いつもほど直感に頼らず、創造性も発揮しないといわれています[4]。

このような心理学の知見は、ともすれば複雑で時間を要する患者の意思決定支援や、見えにくく、共有することが難しい組織の倫理的価値観の共有に生かすことができます。

ベンチマーキングとは、競合他社や異業種企業の優れた経営手法を自社と比較検討することで、問題点を明らかにし、改善に取り組むことを意味します。医療以外の業種をみると、心理学の知見を十分に活用した顧客の意思決定を促す取り組みが行われています。

例えば、携帯電話の購入や機種変更の経験は、多くの示唆を与えてくれます。まず、情報が守られるよう個別のブースやテーブルが準備されていたり、担当制になったりしています。担当者は身だしなみが整っており（システム1において印象は大切）、大きな文字で書かれた名札をつけています。

さらに、情報を熟知した担当者は、複雑な契約内容をわかりやすく、パンフレットを用いて説明しながらお客の質問に丁寧に答えてくれます。契約者の氏名や、理解した内容については、項目ごとにマーカーで線を引きながら同意を確認する手続きもとります。パンフレットの文字は、高齢者を対象にした文字の大きなものも準備されており、見

やすくわかりやすい説明が行われます。

　医療者のほとんどが、携帯電話の購入や機種変更の経験があると思います。この経験をベンチマーキングしてみると、医療の受け手である患者、家族に対しての説明、意思決定支援について、さらなる工夫や改善の余地があるのではないでしょうか。

　さらにいえば、ほかのサービスでは、このように個人情報に配慮した丁寧なサービスが受けられるのに、病院だからという理由のみで、限られた時間に病状の説明や治療について一方的な情報の提供に終わってしまうことについて、多くの患者さんや家族は不満を感じ、不信感につながる原因をつくっているともいえるでしょう。

　カーネマンは、医師を参加者とし、肺がんの治療方法について手術と放射線治療の成績を示し、選択についての実験をしました[5]。手術の短期的な結果について、下記の説明をしたところ、①を選択した人は84％と圧倒的に多く、②を選択した人は50％でした。

　①術後1か月の生存率は90％です。

　②術後1か月の死亡率は10％です。

　2つの文章が客観的に同じ事実を示し、論理的に等価であるにもかかわらず、①を選択した人が多いということは、生存率90％は素晴らしいけれど、死亡率10％はおぞましいと感じたということです。これは、システム1における言葉への感情的反応が影響していると考えられます。さら

に、この実験の被験者が医学的知識のある医師であっても、物事を表現する枠組みであるフレーミングの影響を受けていると報告されています[6]。

　この結果から、意思決定を誘導したり、よい情報だけを提供したりするのではなく、等価であっても、感情的反応を考慮した説明、例えば生存率と死亡率の両方を示すような説明が必要と考えます。

2 倫理の陥穽
かんせい

　「なぜ人と企業は判断を誤るのか」という副題のついた書籍『倫理の死角』に倫理の陥穽、すなわち落とし穴に陥りやすい点を明らかにすることの重要性が述べられています。

　具体的には、状況の不確実性が高い場合、時間的プレッシャーが厳しい場合、個人やグループが孤立している場合が危険であることが示されています[7]。これらは、医療が扱う内容（不確実性が高いこと）、時間的プレッシャーの厳しさ（病状などから意思決定にじっくり考える余裕がないこと）、組織の中での孤立（組織構造が複雑で小グループの孤立が生じやすいこと）から、対応を検討する必要があります。

　不確実性は、「したい」の自己と「すべき」の自己のギャップを広げる触媒にもなり得るといわれています[8]。多角的な視点から考えて判断する必要があり、1つの職種やパワーをもっている人だけで検討するのではなく、チームで話し合い、最善を見出すことが重要です。

　時間的プレッシャーが強くなると、忙しさのあまりシステム1のモードに頼りがちになるといわれており、時間的

プレッシャーを強く感じない状況で、倫理上のジレンマを検討することの重要性が示されています[9]。例えば、救命センターで意識のない患者の蘇生をすべきかどうかの意思決定で抱えたジレンマは、窮地を乗り越えた後で、このような状況が今後起こった場合にどのように考えるかをカンファレンスなどで話し合い、その場にいないチームメンバーも含めて共有することが重要です。

　個人やグループが孤立している場合、暗黙の価値が生まれやすく、その組織の規範とは異なる規範を形作る可能性があるといわれています[10]。非倫理的な行動が起きやすい部署やグループを明らかにし、そこに倫理的価値を浸透させる必要があります。メイヨークリニックの倫理サービスのように（p.111参照）、申請された倫理的問題を分析し、部署やグループが特定されたら、そこに出向いて相談や研修を行うのです。重要なのは、部署やグループのキーパーソンに働きかけることです[10]。

　大切なことを書いて示しても、相手に信じてもらえるとは限りません。相手の認知負担をできるだけ減らし、認知容易性をうまく使うのは、完全に正当だといわれており[11]、さまざまな取り組みに応用されています。人はほとんどの場合、システム1の印象に導かれて生活しており、理路整然としているもの、日頃の好みを連想させるもの、信用している人や好感を抱いている人から発せられるものを認知しやすく感じるといわれています。

カーネマンが挙げている認知負担を減らすポイントを列挙すると、次のようになります。

①認知負担をできるだけ減らし、視認性を高める。大きく、太い文字を用いる
②中間色より明るい青色や赤色を用いる
③難解な言葉を使わない
④文章をシンプルにして、韻文などを用いて覚えやすくする
⑤発音しやすい文章

次の文章を読んでみてください。これを基に集団を率いることは可能でしょうか。書かれている内容は重要なことですが、「読み込む」というシステム2の作業を必要とします。

個人をケアし、地域全体の健康を改善するとともに、共感をもってかかわり、尊厳を尊重することが大切です。そして、個人の健康と社会のニーズを理解する能力をもって、「自分のことは本人以外の人が決めない」を念頭において対話に努めます。また、不正を見つけた場合には、それを指摘する勇気をもって、ケアと患者の経験を改善します。

この文章は、次のページに挙げるNHS（National Health Service：英国の国民保健サービス）の6Cのパンフレットに書かれている内容を翻訳し、文章にしたものです。英国では、病院での高齢者の虐待やネグレクトによる死亡が判

明し大きな社会的スキャンダルとして報告されました。それをきっかけに、2012年に看護師、助産師、そしてケアスタッフのために新しい方略として、「思いやりのあるケア」が発表されました[12]。

　方略にはcare（ケア）、compassion（思いやり）、courage（勇気）、communication（コミュニケーション）、commitment（参画）の6つが含まれていて、各項目の頭文字をCでそろえ韻をふんで6Csとして覚えやすくなっています（**図2**）。説明は各項目の後に書かれていて、まずシステム1で注意をひきつけ、システム2の理解につながるように工夫されています[13]。

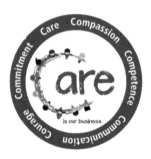

Care
個人をケアし地域全体の健康を改善します
Compassion
共感をもってかかわり、尊厳を尊重することを大切にします
Competence
個人の健康と社会のニーズを理解する能力をもちます
Communication
「自分のことは本人以外の人が決めない」を念頭において対話につとめます
Courage
不正を見つけた場合には、それを指摘する勇気をもちます
Commitment
ケアと患者の経験を改善に参画します

［図2］Compassionate in Practice：6Cs　思いやりのあるケアに重要な価値

NHS：Introducing the 6Cs. より翻訳・引用 (https://www.england.nhs.uk/6cs/wp-content/uploads/sites/25/2015/03/introducing-the-6cs.pdf)

病院の理念や看護部の目指す内容がホームページなどに公開される機会が増えてきましたが、たくさんの内容が詰め込まれていて、結局、大切なことは何なのかが伝わりにくいものも少なくありません。倫理的価値の共有は難しいことも多い中、人をひきつけ動かすためには、どのように伝えるか、学際的な知見に基づいて工夫することが重要です。加えて、システム1だけに頼るのだけでなく、システム2を使って分析的に思考することは専門職として重要な能力です。

引用文献
1) ダニエル・カーネマン著，村井章子訳：ファスト＆スロー（上），早川書房，2014, p.41-59.
2) 前掲1), p.49-50.
3) J.Haidt：The emotional dog and its rational tail: a social intuitionist approach to moral judgment, Psychological Review, 2001, 108(4), p.814-834.
4) 前掲1), p.111-112.
5) B. J. McNeil, S. G. Pauker, H. C. Sox Jr, A. Tversky：On the elicitation of preferences for alternative therapies, The New England Journal of Medicine, 1982, 306(21), p.1259-1262.
6) ダニエル・カーネマン著，村井章子訳：ファスト＆スロー（下），早川書房，2014, p.243-244.
7) マックス・H・ベイザーマン，アン・E・テンブランセル著，池村千秋訳：倫理の死角 なぜ人と企業は判断を誤るのか，NTT出版，2013, p.239-241.
8) 前掲7), p.239-241.
9) 前掲7), p.239-241.
10) 前掲7), p.239-241.
11) 前掲1), p.118-120.
12) Baillie, Lesley：An exploration of the 6Cs as a set of values for nursing practice, British Journal of Nursing, 2017, 26(10), p.558-563.

13）NHS：Compassion in practice, 2012.（https://www.england.nhs.uk/wp-content/uploads/2012/12/compassion-in-practice.pdf）

第 5 章

SDGsと地球倫理

1　持続可能な開発目標と看護

　2015年に国連総会で採択された持続可能な開発目標（Sustainable Development Goals: SDGs）は、2030年までに17の相互に関連する目標を達成しようとしています。

　最初にSDGsに出会ったのは、2017年にバルセロナで行われたICNの学会での基調講演でした。演者はオバマ政権で米国保健福祉副長官を務めたメアリー・ウォークフィールドでした。彼女はSDGsについて話し、この話を聞いた人は自国に戻ったら、SDGsのことを広めてほしいとしめくくりました。

　SDGsの17の目標（表1）は、WHOならびに各国の政策に大きな影響を及ぼしています[1]。また、ICNや日本看護協会の倫理綱領の改訂にあたり、SDGsの根底にある社会正義、環境、平和などの価値観が反映された内容になっています。特に、地球温暖化への取り組みは、2020年6月にWeb開催されたWHOとICN、国際助産師連盟の3者会議で、重要課題として取り上げられました。

　日本社会におけるSDGsの認知度は高まっているものの、看護教育において系統的な知識の提供や取り組みは明らかにされているとはいえません。米国では、2015年にオバ

［表1］SDGs　17の目標

目標	1	貧困をなくそう
目標	2	飢餓をゼロに
目標	3	すべての人に健康と福祉を
目標	4	質の高い教育をみんなに
目標	5	ジェンダー平等を実現しよう
目標	6	安全な水とトイレを世界中に
目標	7	エネルギーをみんなに　そしてクリーンに
目標	8	働きがいも　経済成長も
目標	9	産業と技術革新の基盤をつくろう
目標	10	人や国の不平等をなくそう
目標	11	住み続けられるまちづくりを
目標	12	つくる責任　つかう責任
目標	13	気候変動に具体的な対策を
目標	14	海の豊かさを守ろう
目標	15	陸の豊かさも守ろう
目標	16	平和と公正をすべての人に
目標	17	パートナーシップで目標を達成しよう

日本ユニセフ協会：持続可能な開発目標（SDGs）．より引用
（https://www.unicef.or.jp/kodomo/sdgs/）

マ政権下で「国連持続可能な開発サミット」が開かれました。医学部、公衆衛生学部、看護学部の責任者が集まり、次世代の医療専門家が気候変動の健康への影響に効果的に対処する準備ができていることを保証するための支援を行うことが明示され、カリキュラムの検討が行われています[2]。

　日本学術会議では、SDGsの目標達成に向け、さまざまな取り組みを行ってきています。SDGsの目標達成には、

地球環境問題のみならず、地域の課題であり、抽象的な理念よりも実際の課題を対象とするもので、SDGsの枠組みの中で従来の学術と社会的課題をとらえなおすことの必要性に言及しています[3]。朝日新聞の調査では、SDGsの社会的認知度は、前回の調査を上回り32.9％に上っている一方、「仕事でSDGsに取り組むにあたっての課題」については、「社会的な認知度が高まっていない」と回答した人は半数を超え、「社内・団体内での理解が低い」「展開方法が未確定」「活動の評価方法がわからない」などの問題点があることが示されています[4]。

　ICNは、看護師がSDGsに注意を払わなければならない理由として、①個人や集団の健康を向上させる職業であること、②それは正しい行動であること（社会正義）、③変化を起こすことは可能であること、④SDGsは健康にかかわることであり、単に低所得国の課題解決に限定されるものではなく看護と密接に関係すること、に言及し学際的チームの一員として主導する声にならなければいけないことを述べています[5]。

　加えて、看護師は世界の保健医療従事者の59％を占めることから、看護師1人ひとりが仕事上でSDGsを意識することは、目標達成に大きく貢献することになります。WHOがICN、Nursing Nowキャンペーンと協力し、2020年に公表した報告書「世界の看護2020」では、冒頭で看護職への投資は、保健医療関連のSDGsの目標3だけでは

なく、教育（目標4）、ジェンダー（目標5）、働きがいの
ある人間らしい仕事（目標8）にも貢献することを明示し
ています[6]。

　2015年に国連サミットで採択された「持続可能な開発
のための2030アジェンダ」の前文には、「このアジェンダ
は、人間、地球及び繁栄のための行動計画である。これは
また、より大きな自由における普遍的な平和の強化を追求
するものでもある。我々は、極端な貧困を含む、あらゆる
形態と側面の貧困を撲滅することが最大の地球規模の課題
であり、持続可能な開発のための不可欠な必要条件である
と認識する」と記され、目標達成のため、共同の旅路に乗
り出すにあたり、誰一人取り残さないと宣言しています[7]。

　SDGsは、2015年9月に193の国連加盟国が賛同し、2030
年まで取り組むことになりました。People（人間）、Planet
（地球）、Prosperity（繁栄）、Peace（平和）、Partnership（パー
トナーシップ）の5Pを柱とする17の目標、169のターゲッ
トで構成されています。「『人間』の尊厳を守るということ
は、人間の存在基盤としての『地球』を守るということが
大前提になり、そのうえではじめて、人間と地球の『繁
栄』が可能になる。しかし繁栄は、争いが起きるとあっと
いう間に消え去ってしまうものでもある。持続可能な繁栄
の前提になるのは、『平和』である」とし、これらの実現
には、お互いを尊重しながら「パートナーシップ」を組む
ことの重要性が述べられています[8]。

2　SDGs　言葉から行動へ

　第4章でふれたように、人が「なるほど、そうだ、そうしよう」と心を動かし行動を変えるためには、そのことをわかりやすく示す必要があります。SDGsの取り組みには、そのためのしかけが考えられています。日本でも、直訳ではなく、SDGsを自分たちの問題としてとらえられるよう、そして行動を促す言葉にするように、ボランティアのコピーライターたちが試行錯誤を重ねたことが報告されています[9]。

　SDGsのロゴをデザインしたクリエイティブ・ディレクター、ヤーコブ・トロールベックは、国連から資料を渡された時点では、「何が大事なのかが伝わらない典型的な事例」だと思ったそうです。

　複雑な内容をいかにわかりやすくするか、トロールベックは「貧困をなくそう」「飢餓をゼロに」といった短いフレーズにするとともに、ロゴをつくり、言葉の視覚化を図りました。また、「すべての目標が1つになり、統合されている印象を与えられる、太陽のような形状のものにしたかった」と17の目標が円形になったロゴについて説明しています。

彼が来日した際の講演では、「すべてのグローバルな課題にはローカルな解決策がある。一見すると大きな課題でも、小さな行動によって世界は変えられる」と語りました[10]。17の目標を示すアイコンは、家庭内で忘れてはいけないことをメモにして冷蔵庫に貼り付けるように、SDGsも誰もが目にしてすぐにわかるものを目指し、市民への浸透を強く意識したものとなっています[11]。

3　地球倫理の視点

　最近、エシカル・ファッション、エシカル消費というように、エシカル（ethical）という表現を目にすることが多くなりました。

　エシカルとは、まさに倫理の視点から考えるということです。大量消費と大量廃棄を繰り返し、地球環境を悪化させるという悪循環から、地球環境を考えて、さまざまな行動を見直す視点で企業が取り組むようになっています。

　例えば日本航空では、路線限定でJALエシカル・チョイス（ミールスキップ・オプション）という取り組みを行っています。機内食が必要ないことを事前に申し出ることで食品廃棄の削減を行っています[12]。医療機関でも、院内の不必要な食べ残しについてさまざまな取り組みが行われています[13]。

　廣井は地球的公共性の視点から地球倫理について、「地球上のさまざまな異なる思想がそれぞれの生成した環境や風土に規定されたものであることを理解し、その上でそれらの共存や多様性を積極的に肯定できるような理念あるいは世界観である」と説明しています[14]。

　先住民代表のオレン・リヨンズが国連で「すべての人々

のために人権に対する非難の叫びがあります」と前置きし、それでは、自然界の権利はどうなのかを尋ね、「バッファローや鷲の居場所は？　地球の水について、誰が発言するのか？　森や木について、誰が発言するのか？　魚、クジラ、ビーバー、私たちの子どものために誰が発言するのか？」とスピーチを行ったことをウエストンは引用し、「急進的かもしれませんが、自然界とそのさまざまな存在や部分には、それ自体に深遠な価値があることを、心を込めて、倫理の中心に据えて認識するときが来ているのかもしれません。自然は単なるモノではありません。自然を目的のための手段として高く評価しても、自分たちのことだけを考える倫理では十分ではありません」と主張しています[15]。

　持続可能な地球倫理について、人間の願望やニーズ、思い込みではなく、自らが自然の一部として相手の合図に合わせて考えることが重要といわれており、次の4点を挙げています[16]。

　①大きな視点をもつ練習　人間中心にみることを批判的に考えてみる
　②すべての関係　すべての生物との共生の視点から考える
　③自然を肌で感じる
　④ロールモデルになる
　これらの視点は、SDGsの17の目標の前提となる考え方

と合致しており、1人ひとりが、まず自分ができる小さな
ことから取り組み始めることが重要です。

4 健康の社会的決定要因と社会正義

　健康の社会的決定要因（Social Determinants of Health：SDH）は、ポスト2015年開発アジェンダおよび、ユニバーサル・ヘルス・カバレッジ（Universal Health Coverage：UHC）※を押し進める重要な要素として考えられています。

　健康の不平等を軽減させようとするのであれば、SDHとUHCの両方について、統合的かつ体系的に取り組む必要があるといわれています[17]。最も重要な健康の社会的決定要因には、貧困、経済的不平等、社会的地位、ストレス、幼少期の教育とケア、社会的排除、雇用と雇用保障、ソーシャル・サポートおよび食糧安全保障などが含まれています[18]。

　WHOの2008年の報告書の序論に、国の貧富の程度にかかわらず、すべての国において、健康と病は社会階層の勾配に従っており、社会経済的地位が低いほど、健康状態も悪いことが示されています。そして「このような状況は必然ではないし、道義にも反する」と述べられており、「構造的な健康格差が、合理的な行動によって回避できると判断される場合、そのような格差は正に不公平である。そして、大きく是正可能な、国内および国家間の健康格差、す

なわち健康の不公平を正すことは、社会正義の問題であり、健康の社会的決定要因に関する健康の不公平性を低減することは倫理的義務である」と明記され、さらに、「社会的不正義のために、多くの人々が殺されている」とまで踏み込んで書かれています[19]。

　このWHOの報告書の作成を主導したマーモットは、著書『健康格差』の最終章を、「結局、持続可能な発展とは、経済、社会、環境という3つの柱のバランスを意味する。この3つの柱は、健康の公平性にとって不可欠だ。気候変動と健康の公平性の両方に取り組むために必要なのは、科学的根拠に基づいて行動し、私たちが欲する社会、つまり将来世代の生活を傷つけずに現世代の必要を満たす社会を作り上げることだ」としめくくっています[20]。

　SDGs達成のために看護師が重要な役割を果たす理由として、SDG目標3（すべての人に健康と福祉を）は、健康の社会的決定要因（SDH）と称される教育や貧困など、他のSDGsを遂行していく際に、看護師の仕事が大きな影響を及ぼすことが挙げられています。看護師は、幅広い健康状態と個人や住民の健康との関連を理解しており、人々が最適な健康を獲得することを支援しようと努めると同時に、その業務は頻繁にSDHへの取り組みが含まれています[21]。

　武田はヘルス・アドボケイトについて、病気の診断と治療に留まらず、患者の側に立って、その声を代弁し必要が

満たされるように働きかけを行う人と説明しています。臨床医が見落としがちなSDHについて多職種カンファレンスで話し合ったり、患者の生活に目を向ける看護師や、医療費の支払いを担当する事務職員、患者相談を受けるメディカル・ソーシャルワーカー（MSW）らとともに連携したりして、アドボケイトとしての役割を担いSDHに取り組むことの重要性を指摘しています[22]。

これまで述べてきたように、健康、SDHに対する視点から、2021年3月に公表された日本看護協会の「看護職の倫理綱領」に、健康格差の是正や社会正義という概念が新たに加わっています。

※UHCとは
すべての人が適切な予防、治療、リハビリ等の保健医療サービスを支払い可能な費用で受けられること

5　気候変動

　地球温暖化による気候変動は、人間の健康に大きな影響
があることが予測されています。世界の平均気温は上昇し
続けており、海面が上昇し、氷河が溶け、降水パターンが
変化しています。地球温暖化は、温暖な気候による冬の死
亡数の減少や一部の地域での食糧生産の増加など、いくつ
かの局所的な利益をもたらす可能性もありますが、全体的
にみると健康への影響は圧倒的にマイナスで、下記のよう
なものが生じると考えられています[23]。

- 特に高齢者の心血管疾患および呼吸器疾患による死亡
  に直接影響する。
- 空気中のオゾンやその他の汚染物質、花粉や他のエア
  ロアレルゲンのレベルが上昇し、心血管疾患や呼吸器
  疾患を増悪する。
- 自然災害の増加。主に開発途上国で毎年6万人以上の
  死者を出している。
- 家、医療施設、その他の重要なサービスを破壊。移動
  を余儀なくされ、精神障害から伝染病までさまざまな
  健康への影響リスクが高まる。
- 洪水などにより淡水の供給に影響を与える可能性。

安全な水が不足すると、衛生状態が悪化し、下痢性疾患が増える。

- 媒介性疾患の伝播期を長くし、それらの活動の地理的範囲を変える可能性がある。

個人としてできること

気候変動に対する個人としての取り組みについて、エネルギーの効率的使用と環境への配慮の視点から述べていきます。

二酸化炭素排出量の削減は、将来の世代へ引き継ぐ地球を保護するために重要であり、1人ひとりが日常生活で個人が取り組む小さな変化は環境にプラスの影響を与える可能性があります。看護職1人ひとりが取り組むことで違いをもたらすことができますし、下記のような誰にでも、すぐできることが含まれます[24]。

①エネルギーの効率的使用

- 可能であれば再生可能エネルギーを使用。
- 空いている部屋の照明を消したり、できるだけ自然光を使用したりする。
- 電球をLED電球に変更する。
- 使用していない電化製品や電子機器のプラグを抜く。
- 適切な室内温度設定。衣類でも調整する。

②環境への配慮

- 自動車の相乗り、自転車、徒歩、公共交通機関の利用。
- 環境に配慮した製品の使用。
- リサイクルして廃棄物を減らす。
- 肉の消費量を減らし、地元の有機食品を購入することで、持続可能なフードシステムをサポートする。

　私が小学生の頃、道徳の授業の教材にあった「樽の中のワイン」という話を今でも覚えています。貧しい村の祭りで、ワインをたるに入れてふるまおうと、村人たちは1人につきグラス1杯のワインを持ち寄ることになりました。ところが祭りの当日、たるを開けたところ、それは水だったという話です。みんながワインを持ってくれば、自分1人くらいなら、水を持って行ってもばれないだろうという気持ちを戒める内容でした。

　持続可能な開発目標についても、自分1人くらいはいいだろうという他者依存の意識を捨てて、個人のレベル、集団のレベル（国のレベル）で考え、地球の持続可能性に向けて取り組む必要があります。

6 多様性−寛容と幸福

　毎年、国際幸福デーの3月20日に国連による世界幸福度ランキングが公表されます。2021年は、COVID-19 の影響が懸念されていましたが、この世界的な災いによって、絆の重要性が明らかになりました[25]。

　フィンランドが4年連続でトップを獲得しているのに対して、日本は56位となっています（2020年は62位）。日本の場合、健康寿命やGDPが上位にあるにもかかわらず、「寛容さ」や「主観満足度」が低いうえ、「社会的資本（家族との関係や社会的ネットワーク、対人的な信頼感、組織への信頼感、社会参加の5要素）」が圧倒的に低いということです。つまり、他国に比べて「人や社会とのつながりが希薄」だと感じている人が多いことが影響していると、芳子ビューエルは述べています[26]。他人への寛容さの評価には、寄附行為などの利他的行動が基準になっていることなどから、日本の順位が低くなっているのではないかと考えられます。

　堀江は、世界価値観調査（2010年）の結果を中国、インド、米国、ブラジル、パキスタンの5か国と比較して「移民・外国人労働者と隣人になりたくない」と回答した

人がインドに次いで多く、宗教的にきわめて不寛容な日本の現実を明らかにしました[27]。

　森本は堀江の見解を引用し、「日本人は、クリスマスとお正月を一緒に祝い、生まれた時にはお宮参りをし、結婚式を教会で挙げ、葬式は寺に依頼する。だから宗教に寛容だ、というのが通説だが（略）それはうわべだけの話のようである」と述べます[28]。

　日本の社会はこれまで、宗教や性の問題にかかわる世界観や価値観の険しい対立を直接身近に体験することが少なかったかもしれません。グローバル化が進み、自分とは根本的に異なる倫理観や生活態度をもつ人が身の回りに増えてくれば、そういう楽観が許されない場面はどうしても出てくることが予想されます。寛容についての考え方を鍛えておくことは、もはや他人事でない喫緊の課題です。

　寛容とは、自分と違う人や自分が否定的に評価するものを受け入れることであり、自分が無関心でどうでもよいと思っていることに対しての寛容は無寛容である。これは時として、不寛容に変貌することを森本は歴史的に概観しています。例えば、太平洋戦争における「非国民」呼ばわりや、2020年の緊急事態宣言下における「自粛警察」が該当するでしょう。

　ひとたび相手を異物として認識するや否や、突如それが情け容赦のない排除に転化します。普段温和な無寛容が凶暴な不寛容へと変化してしまわないよう、寛容の思想を問

い直し、甘いところや弱いところを意識的に鍛錬しておく必要があります[29]。

　日本では1980年代以降、「中流」崩壊の兆しがみえ、1990年代以降には、ますます所得格差・資産格差が広がり、電子メディアの普及により、むしろ「世間」の膨化・肥大化が進んでいるといわれています。「世間」の概念では、人間平等（みんな同じ）感があるために、逆に小さな差異に敏感な人間をつくり出すことになっています[30]。

　世間が機能していた時代は、そのよい特徴として、集団を重んじ規範意識が高く、秩序の維持に熱心である等の点が美徳として挙げられ、日本を支えてきました。COVID-19感染の対策については、欧米のような強制力の伴う封鎖（ロックダウン）ではなく、政府の「要請」により自ら「自粛」し、公共交通機関に乗る時も皆がマスクをするという行動をとり、感染拡大を防いでいます。

　それは、「人に迷惑をかけないように」と、幼少期から家庭や学校で繰り返し言われて育つことで、「世間」という機能が働いているからだと推測できます。しかし、それが行きすぎると同調圧力となります。いったん世間が「敵」とみなすと、一斉にバッシングする排除の機能が働き、感染者やその家族が悪くもないのに謝罪に追い込まれてしまうのです[31]。

　佐藤は、同調圧力の正体は世間であることを知り、「世間のルール」を少しずつ緩めて、楽な生き方を選んでいく

ことの大切さを述べています[32]。SNS等の影響も含め、日本人の規範意識は変化を続けており、多様な価値観に対して寛容な社会づくりが求められています。

山口は、ベネディクトの『菊と刀』を引用しながら、米国の罪の文化に対して、日本の恥の文化について考察しています。日本は、社会全体がよって立つような道徳の軸をもっていないため、行動を規定する軸足は「狭い世間の掟」にならざるを得ず、それが「恥の文化」を形成するというのです。そして、罪は救済できる（償うことができる）が、恥は狭い世間という組織や社会からの物理的・心理的追放を意味するため、恥を恐れて盲従的に従いコンプライアンス違反が生じる原因になっていると解説しています[33]。

このような状況の解決策として、山口は「労働力の流動性」を挙げ、「狭い世間の掟」が絶対化したり暴走したりするのを防ぐこと、そして、狭い世間の掟、目の前のルールを「相対化できる知性」をもつことを挙げています[34]。

7 対立を超える方略

　人は、未知のものには不寛容に、既知のものには寛容になりがちです。特にこれは、宗教や性の問題に関する態度決定で顕著であり、自分の周りにそういう人がどれだけいるか、自分の知り合いでそういう人を思い浮かべることができるかどうかは、寛容の判断では大きな要素になると言われています[35]。

1. 人として知り合う

　第2章で述べたように、人間の脳は、まず感情的に好き嫌いを判断します。ですから、「私はそういう人とは、ちょっと……」となってしまうのです。

　1973年に米国精神医学会が『精神疾患の診断・統計マニュアル』（DSM）から同性愛を削除しましたが、それまでは病気として扱われていました。私が1990年代に米国で暮らしていたときには、LGBT（性的少数者）とカミングアウトしている人も多く、周りに研究者や大学院生の同性愛者のカップルが何組もいました。

　しかしそれでも、まだ苦しさを抱えている人はいました。

　毎年、ニューヨーク大学で開催される学会に参加する時期がちょうど、ゲイパレードと重なっていたこともあって、その誇りとエネルギーに満ちたパレードを見る機会が何度かありました。このような経験を通し、LGBTの人たちとゼミに参加したり、研究活動をしたりする中で、この人たちは特別な人ではなく、友人としても研究者としても尊敬できるという思いを重ねたことが、私のジェンダーに対する感受性を変えていったのだと思います。

　社会構成主義の立場から敵対関係にあるグループが話し合いをする「パブリック・カンバセーション・プロジェクト」では、まず攻撃や誹謗中傷につながらない会話形式が入念に計画されます。すぐに議論には入らず、相手がどちらの立場かもわからないようにしたうえで、夕食をともにし、仕事、子ども、天気のことなど、議論と全く関係ない話をします。主義主張を戦わすのではなく、経験に基づいた個人的な話をすることによって、自分と反対の立場にいる人たちを感情面から共感的に理解するようになり、協力して問題に対処する状況が生まれ、これまでにない結果が創造的に構成されるのです[36]。

2. 理性の枠組み

　道徳心理学者のグリーンは、集団内と集団間の対立を解消するために、脳における2種類のモードを使い分けるこ

とが必要だと主張しています。彼は脳をカメラに例えて、「オートモード」と「マニュアルモード」という2種類のモードで呼びました。

オートモードは、直感的反応や情動的反応にかかわるもので、自動的で素早い心の働きを指します。マニュアルモードは、熟慮を要する論理的思考や合理的判断を担う心の働きを示します。これは第4章で述べたシステム1（オートモード）、システム2（マニュアルモード）に対応していると考えます。

グリーンは「こんにち、私たちは、いやわたしたちの一部は、同性愛者や女性の権利を確信をもって擁護する。しかし、私たちが感情をこめてこうしたことが行えるようになる前に、私たちの感情が権利のように感じられるようになる前に、誰かがこれを思考で行わなくてはならなかった」と述べ、感情として受け入れられないものであっても、理性的にマニュアルモードで取り組むことの重要性に言及しています[37]。

さて、SDG目標5はジェンダーの平等です。日本のLGBTがおかれている状況について、国連人権高等弁務官事務所（OHCHR）事務次長補のアンドリュー・ギルモアは、2018年の都内でのインタビューで「G7（先進7カ国）の中で、法的にも社会的にも後れを取っている」と指摘し、世界的に注目が集まる東京オリンピック・パラリンピック開催を契機とした権利向上に期待を込めました[38]。

東京オリンピック・パラリンピックにかかわるすべての物品やサービスは、性的志向や性自認による差別・ハラスメントを排除している企業等からのみ調達されるべしという持続可能性に配慮した「調達コード」（コード：綱領）が設けられているそうです[39]。このように国際社会の規範意識として、SDGsをさまざまなかたちで推進していくことも理性としてのアプローチのあり方であると考えます。

　この章の冒頭で述べたように、2017年のICNバルセロナ大会でSDGsの話を講演で聞いて以降、私ができる立場で次のようなことに取り組んできました。

　1つは、聖路加国際大学看護学部の鶴若麻理教授と企画から携わった映像教材『終わりのない生命の物語2』において、「虹色のカルテ」というタイトルでLGBTを取り上げた短編ドラマの制作です[40]。これには、当事者として遠藤まめたさんが撮影現場に来て助言をしてくださいました。

　また、倫理に関する研修を担当する際、SDGsを話題にします。目標5のところでLGBTのお話をするのですが、研修後に数人の方から連絡をいただいたり、評価アンケートに自分が当事者であること、話題にしたことに対する感謝のコメントをいただいたりすることがありました。一方、大学院の授業で「うちは田舎なので、そんな人はいない」と言われたこともあり、誤解を解くために話をしたこともあります。

出会ったことがなければ、そのような理解になるのかもしれません。私たちのように保健医療福祉に携わる者は、利用者、患者、同僚にも当事者がいることを考え、特別な配慮というよりも、まず理解する姿勢が重要だと思います。日本の医療機関では、個人的なことを興味本位で聞いたことにより、訴訟につながった事例もありますので、**表2**を参照ください。カナダと日本の当事者が語った内容を基にまとめたものです[41]。

　LGBTのシンボルはレインボーカラーです。遠藤は「い

［表2］トランスジェンダーを周りの人が公表したら、どうサポートすればよいか?

からだのこと
・からだのことを聞かない
・どんな手術をしたのか、もしくは今後する予定なのかを聞かない
・ジェンダー移行のペースは人それぞれ違う。興味本位で監視の目を光らせない

名前・呼び方
・呼び方を聞いてみる。それまで使っていた出生時の名前で呼ばない
・「彼女は彼になった」などの表現は絶対に使わない
・名前や性別の代名詞（彼、彼女）はとても大切。間違って使っている人たちがいたら、訂正する
・正しい名前や代名詞を使うことは特別なことではなく、相手への基本的な敬意。感謝されることではない
・「トランスジェンダーに見えない」という言葉は褒め言葉ではない
・「彼だっけ、彼女だっけ、どっちでもいいけど」という言い方はやめる

サポート
・サポートするために何ができるかを相手に尋ねてみる
・恋愛対象を変えたかどうかを聞かない
・相手を尊重して敬意を表す
・誰でも楽しめる旅行や研修の場所を選ぶ
・同性の人が一緒にトイレや買い物に行く（特に性別適合をさせたばかりのとき）
・読んでいる本や漫画、ウェブサイトを聞いて、共通の話題を見つける

安田聡子：トランスジェンダーを周りの人が公表したら，どうサポートすればいい? カナダと日本の当事者が解説．ハフポスト日本版，2020年12月7日．より引用（https://www.huffingtonpost.jp/entry/support-for-transgender-people_jp_5fcc8d07c5b619bc4c33b1ed）

ろいろな色が混ざりこんでいるから虹が美しいように、人間も多様なのがいい。多様だから社会は豊かで楽しい。（中略）空にかかる虹は、ここからが赤でここからがオレンジといった境界線はないけれど、それと同じように人間の性のあり方も、ここからが多数派でここからが少数派といった明確な区分はなくて、みんながグラデーションの中の一色だ」と述べています[42]。

　ヘンダーソンは、これまでの資本主義のあり方に疑問を呈し、公正、安全、教育、健康といった公共財の提供に関して、グループによって差別があるような社会は、包摂的にはなれないとし、米国では、性的マイノリティ（LGBTQ）の権利保護に産業界が差別反対の姿勢を誇示し始めていることを示しています[43]。

　日本でも、2017年に経団連（日本経済団体連合会）が「ダイバーシティ・インクルージョン社会の実現に向けて」という指針を示しています[44]。また、新たな外国人材の受け入れ制度の対応を始め、女性、若者、高齢者、外国人、障がい者、LGBTなど、多様な人材の活躍推進に取り組むことを明記しています[45]。

　時代が進むにつれ、また、社会経済の状況やグローバル化、人口減少などの波に洗われながら、あるときは急速に、あるときはゆっくりと、価値観が変わってきています。今はコロナ禍により、未解決だったさまざまな課題が炙り出されているときだと思います。日本の人口減少に際し、外

国人が日本人と国内で一緒に働くことが当たり前の時代が来るとき、価値観の変化は、さらに速度を上げていくことでしょう。

　2000年にケニアにJICA（国際協力機構）の仕事で短期派遣された際、ケニアの男性看護師から「日本はこれから高齢化が進み、人口減少のため人手が足りなくなるんだから、僕たちが働きに行くよ」と言われました。当時は今のような日本の人材確保困難を予想だにしていなかったので、とても驚いたことを覚えています。

　いろいろな人が自然とともに幸せに生きていくことを可能にする、そのためにどうしたらよいのかが、今、1人ひとりに問われているのだと思います。

引用文献
1）手島恵：これからの時代の看護管理〈手島恵，藤本幸三編：看護管理学，改訂第2版，南江堂，2018. p.260.
2）The White House：Obama Administration Announces Actions to Protect Communities from the Health Impacts of Climate Change at White House Summit, FACT SHEET, 2015.（https://obamawhitehouse.archives.gov/the-press-office/2015/06/23/fact-sheet-obama-administration-announces-actions-protect-communities）
3）日本学術会議環境学委員会：（報告）持続可能な開発目標（SDGs）の達成に向けて日本の学術界が果たすべき役割，2017年9月29日．（http://www.scj.go.jp/ja/info/kohyo/pdf/kohyo-23-h170929-1-abstract.pdf）
4）朝日新聞社：SDGs認知度調査第6回報告 SDGs「聞いたことある」32.9% 過去最高，2030SDGsで変える，2020年3月26日．（https://miraimedia.asahi.com/sdgs_survey06/）
5）国際看護師協会，日本看護協会訳：看護師：主導する声 持続可能な開発目標の達成2017.（https://www.nurse.or.jp/nursing/international/icn/katsudo/pdf/2017.pdf），p.12-13.
6）WHO：State of the Worlds Nursing 2020.（https://www.who.int/publications/

i/item/9789240007017）

7）外務省（仮訳）：我々の世界を変革する：持続可能な開発のための2030アジェンダ．2015.（https://www.mofa.go.jp/mofaj/files/000101402.pdf）

8）蟹江憲史：SDGs 持続可能な開発目標，中央公論新社，2020, p.4-6.

9）前掲8），p.6-8.

10）小松遥香：SDGsのロゴをどうデザインしたか 開発者が秘話を明かす，サステナブル・ブランド ジャパン，2019年6月17日．（https://www.sustainablebrands.jp/news/jp/detail/1192914_1501.html）

11）前掲8），p.6-8.

12）JAL Ethical Choice ～Meal Skip Option, 日本航空ホームページ．（https://www.jal.co.jp/jp/ja/inter/service/meal/meal_skip/）

13）救うのか，見過ごすのか，医療現場における食品ロス削減への挑戦，医療現場での食品ロス削減の取組，消費者庁．（https://www.caa.go.jp/policies/policy/consumer_policy/information/food_loss/case/pdf/case_191227_0001.pdf）

14）廣井良典：地球倫理へのアプローチ，千葉大学大学院人文社会科学研究科研究プロジェクト報告書 第267集，「福祉思想に関する研究」第2部第4章，2014, p.86-103.

15）Anthony Weston：A practical companion to ethics, 5th ed., Oxford Univ. Pr., 2020, p.89-95.

16）前掲15），p.86-103.

17）WHO：Globalization, Global Governance and the Social Determinants of Health: A review of the linkages and agenda for action, WHO Commission on Social Determinants of Health, 2007.（https://www.who.int/social_determinants/resources/gkn_lee_al.pdf）

18）前掲5），p.11.

19）WHO：A new global agenda for health equity, Closing the gap in a generation, 2008.（https://apps.who.int/iris/bitstream/handle/10665/69832/WHO_IER_CSDH_08.1_eng.pdf）

20）マイケル・マーモット著，栗林寛幸監訳，野田浩夫訳者代表：健康格差 不平等な世界への挑戦，日本評論社，2017, p.341.

21）前掲5），p.12-13.

22）武田裕子編集：格差時代の医療と社会的処方，日本看護協会出版会，2021, p.3-25.

23）WHO：Climate change and health, 1 February 2018.（https://www.who.int/news-room/fact-sheets/detail/climate-change-and-health）

24）Alliance of Nurses for Healthy Environments：June 2019 Policy Advocacy Call, 2019.（https://envirn.org/calendar/june-2019-policy-advocacy-call/）

25）Karynna Okabe-Miyamoto, Sonja Lyubomirsky：Social Connection and Well-Being during COVID-19, World Happiness Report 2021.（https://worldhappiness.report/ed/2021/social-connection-and-well-being-duringcovid-19/）

26）芳子 ビューエル：幸福な国「フィンランド」と日本の決定的な差 我慢
強さは日本人と共通点があるとされるが，東洋経済オンライン，2021年03月
21日．（https://toyokeizai.net/articles/-/418092）

27）堀江宗正編：現代日本の宗教事情（国内編1），岩波書店，2018, p.210-
212.

28）森本あんり：不寛容論 アメリカが生んだ「共存」の哲学，新潮社，
2020, p.5-6.

29）前載28），p.9-10.

30）佐藤直樹：「世間」の現象学，青弓社，2001, p.208-210.

31）鴻上尚史，佐藤直樹：同調圧力 日本社会はなぜ息苦しいのか，講談社，
2020, p.118-120.

32）前掲31），p.159-175.

33）山口周：世界のエリートはなぜ「美意識」を鍛えるのか？ 経営におけ
る「アート」と「サイエンス」，光文社，2017, p.144-151.

34）前掲33），p.144-151.

35）前掲28），p.7.

36）ケネス・J・ガーゲン，メアリー・ガーゲン著，伊藤守監訳，二宮美樹
翻訳統括：現実はいつも対話から生まれる 社会構成主義入門，ディスカヴァ
ー・トゥエンティワン，2018, p.124-126.

37）ジョシュア・グリーン著，竹田円訳：モラル・トライブズ 共存の道徳
哲学へ（下），岩波書店，2015, p.466.

38）共同通信社：LGBTの権利向上に国連が期待 東京五輪・パラリンピックが契機，
2018年6月5日．（https://nordot.app/376643057376101473?c=39546741839462401）

39）遠藤まめた：ひとりひとりの「性」を大切にする社会へ，新日本出版社，
2020, p.43-47.

40）手島恵，鶴若麻理監修：終わりのない生命の物語 2，虹色のカルテ
LGBTと医療，丸善出版映像メディア部，2018.

41）安田聡子：トランスジェンダーを周りの人が公表したら，どうサポート
すればいい？ カナダと日本の当事者が解説，ハフポスト日本版，2020年12
月7日．（https://www.huffingtonpost.jp/entry/support-for-transgender-people_
jp_5fcc8d07c5b619bc4c33b1ed）

42）前掲39），p.21-22.

43）レベッカ・ヘンダーソン著，高遠裕子訳：資本主義の再構築 公正で持
続可能な世界をどう実現するか，日経BP日本経済新聞出版本部，2020, p.42-
61.

44）日本経済団体連合会：ダイバーシティ・インクルージョン社会の実現に
向けて，2017年5月16日．（https://www.keidanren.or.jp/policy/2017/039.html）

45）日本経済団体連合会：当面の課題に関する考え方，2020年2月10日．
（https://www.keidanren.or.jp/policy/2020/013.html）

地球規模で考えて、
地域を大切にして、
いつも肯定的に行動する

——Think globally, but valuing locally and act always positively.

2006年の6月、イギリスのギルフォードで開催された「看護のグローバル化：看護倫理、法律、ならびに政策的課題」をテーマとした学会に出席した。開催国のイギリスをはじめ、カナダ・アメリカの北米、スウェーデン・オランダの欧州、アフリカからはガーナ、中東からはイスラエル、アジアからは台湾、タイ、そして日本と世界各国からの参加者が集い、各国が直面しているグローバリゼーションの光と影について検討するよい機会となった。

　倫理的問題といっても、各国の事情で直面している問題が大きく異なる。強く印象に残ったのは、イスラエルからの参加者による発表だった。現地の病院では、ICUに爆弾テロで負傷したテロリストとその爆弾で負傷した市民が治療を受け、医療に携わっているスタッフの多くは直近の家族を爆弾テロで失う経験をしているという、われわれの想像もつかないような状況にあるという。平和の重さを感じて日本に帰国した直後にイスラエルとレバノンの戦火が広がっていることがわかり、参加者たちが無事帰国できただろうかと心が痛んだ。

　さて、タイトルに掲げた「地球規模で考えて、地域を大切にして、いつも肯定的に行動する」という言葉は、タイの看護協会長ジンタナ・ユニバンドさんが看護のグローバル化についての講演で話された言葉である。知的でいつも笑みを絶やさない彼女からは、講演以外でも学ぶことが多くあった。タイをはじめとする途上国では、人材の流動化が加速し、看護師の欧米への流出が見られるが、そのことで国内の医療の担い手が不足し、今度はそれを補うべく地方から若手の労働力を得るため、結局、

貧しい農村の医療の担い手が不足してしまうという格差を生み出しているという。また、イスラエルからの報告では、このような移住労働者は雇用されても、コミュニケーション、文化の差異から十分に価値が認められないことが多く、移住労働者というステレオタイプな見方がされ、昇進の機会も得られないことが多いという。国を離れて仕事をしている人が、価値があると認められなかった場合、何に影響するのか。

　日本は、今後ますます国際化が進み、外国人労働者を受け入れていく立場にある国である。21世紀は自国の状況だけを意識するのでは、十分ではない時代であるといえるだろう。

（看護　2006年9月号　p.104　加筆修正）

》おすすめしたい図書・映像

医療・看護倫理全般
- 服部健司, 伊東隆雄: 医療倫理学のABC, 第4版, メヂカルフレンド社, 2018.
- 鶴若麻理, 長瀬雅子: 看護師の倫理調整力 専門看護師の実践に学ぶ, 日本看護協会出版会, 2018.
- 日本看護協会: 看護職の倫理綱領, 2021.（https://www.nurse.or.jp/home/publication/pdf/rinri/code_of_ethics.pdf）
- 日本看護協会: 看護業務基準（2016年改訂版）, 2016.（https://www.nurse.or.jp/nursing/practice/kijyun/pdf/kijyun2016.pdf）
- 武田裕子編集: 格差時代の医療と社会的処方, 日本看護協会出版会, 2021.

倫理
- 和辻哲郎: 人間の学としての倫理学, 岩波書店, 2007.
- アンソニー・ウエストン著, 野矢茂樹, 高村夏輝, 法野谷俊哉訳: ここからはじまる倫理, 春秋社, 2004.

礼節
- P.M.フォルニ著, 大森ひとみ監修, 上原裕美子訳: 礼節「再」入門, ディスカヴァー・トゥエンティワン, 2012.
- クリスティーン・ポラス著, 夏目大訳: Think CIVILITY「礼儀正しさ」こそ最強の生存戦略である, 東洋経済新報社, 2019.

SDGs
- 蟹江憲史: SDGs 持続可能な開発目標, 中央公論新社, 2020.
- 国際看護師協会, 日本看護協会訳: 看護師: 主導する声 持続可能な開発目標の達成2017.（https://www.nurse.or.jp/nursing/international/icn/katsudo/pdf/ 2017.pdf）

性の多様性
- 遠藤まめた: ひとりひとりの「性」を大切にする社会へ, 新日本出版社, 2020.
- 石田仁: はじめて学ぶLGBT 基礎からトレンドまで, ナツメ社, 2019.

映像

- 手島恵，鶴若麻理監修：終わりのない生命の物語2 5つのケースで考える生命倫理，丸善出版映像メディア部，2018.
- 国連広報センター：「持続可能な開発目標」とは？，2016.（https://www.youtube.com/watch?v=2zvJN--4oQI）
- 国連広報センター：持続可能な開発目標 誰も置き去りにしない，2016.（https://www.youtube.com/watch?v=yEQJzdrYIcM）

あとがき

　本書の完成には10年ほどかかりました。その間、支え続けてくださいました日本看護協会出版会の編集部の方々には、大変お世話になりました。深く感謝申し上げます。まず、本書の執筆をすすめてくださいました青野昌幸様に感謝申し上げます。2015年に千葉大学で開催した日本生命倫理学会第27回年次大会の会場にまで足をお運びくださり、その後も、温かいご支援をいただきました編集部長の古山恵里様には、心よりお礼を申し上げます。

　時間の経過とともに、何度も構成を検討していただきました。出版の半年ほど前になって、構成に「地球倫理」の章を入れる提案を認めていただき、本当にありがたく思っております。偶然ではありますが、その打ち合わせから帰りますと、2020年に出版されたアンソニー・ウエストンのA Practical Companion to Ethicsの第5版（「ここからはじまる倫理」として第2版が日本語に翻訳されている）が届いており、そこに、地球倫理のことが書かれていて、とてもうれしくなりました。

　毎年、夏に訪れる北海道にも地球温暖化の影響が及ぶのを目の当たりにしています。北の海で鯛が捕れるようになったり、霧多布湿原の花たちが散り急いだりして地球の

悲鳴を感じずにはいられません。

　タイトルの『これからの倫理と看護』は、最後の原稿を入稿した後、編集部からご提案をいただきました。とても気に入っています。「これからの」という言葉に大事な意味を感じています。これからのという言葉は、これまでを否定するものではなく、むしろこれまで気づかなかったことや、変えてはいけないものをこれからも探究し続けていくということも含まれていると考えています。

　表紙には、さまざまな色で円を配置しています。その中には、米国で看護学のアカデミックカラーとされているアプリコット色も用いています。多様性を示したデザインです。看護＝女性＝ピンクの時代を超え、看護職がジェンダーフリーの職業になっていくことを期待しています。

　内扉の言葉は、西田幾多郎の『善の研究』から引用しました。ミネソタ大学の大学院で学んでいた際に、看護理論の講義でカーパー（1978）のFundamental pattern of knowing in nursing（看護学の知）には、実証的知（empirics）、審美的知（aesthetics）、個人的知（personal）、倫理的知（ethics）があると知りました。当時の私は、審美的知の理解が難しく思いました。

　しかしゼミの中で「日本人のあなたには、むしろ理解が容易ではないか」と言われ、戸惑いました。米国の友人たちにとっては、「武士道」や「茶の心」に表されているよ

うに、日本人は礼儀正しく、利他的で、審美的感覚をもっているものだと思われているようでした。こうして時が経ってみて、改めて気づくことがあります。また学問や科学の進歩により、倫理学と脳科学が新たなアプローチで物事が解明されるようになってきました。認知容易性と倫理については、私自身、とても勉強になり、学び続けることの重要性を実感しました。

　本書は、私が倫理について経験したり、学んだり、考えたりした事柄を中心にまとめたものです。皆様の探究に少しでもお役に立つことができれば、うれしく思います。最後になりましたが、ゼミで大学院生の皆様からうかがった事例の一部を引用させていただきました。ありがとうございます。

　第1章と第2章は、聖路加国際大学の鶴若麻理先生に、また第1章はCOVID-19禍で大変な中、ニューヨークの大学病院ICU看護師とペース大学の教員としてお仕事をされている岩間恵子先生に貴重なご意見をいただきました。心よりお礼を申し上げます。

2021年　8月

手島　恵

これからの倫理と看護

2021年10月20日　　第1版第1刷発行　　　　　　　　　　〈検印省略〉
2023年 5 月25日　　第1版第3刷発行

著●手島 恵

発行●株式会社 日本看護協会出版会
　　　〒150-0001　東京都渋谷区神宮前5-8-2　日本看護協会ビル4階
　　　〈注文・問合せ/書店窓口〉Tel / 0436-23-3271　Fax / 0436-23-3272
　　　〈編集〉Tel / 03-5319-7171
　　　https://www.jnapc.co.jp

デザイン●大野リサ

印刷●日本ハイコム株式会社